Tobias Rechenauer

Psyche und Derma

Tobias Rechenauer

Psyche und Derma

Mögliche Zusammenhänge zwischen chronisch-inflammatorischen Hauterkrankungen und psychischen Störungen

Südwestdeutscher Verlag für Hochschulschriften

Impressum / Imprint
Bibliografische Information der Deutschen Nationalbibliothek: Die Deutsche Nationalbibliothek verzeichnet diese Publikation in der Deutschen Nationalbibliografie; detaillierte bibliografische Daten sind im Internet über http://dnb.d-nb.de abrufbar.
Alle in diesem Buch genannten Marken und Produktnamen unterliegen warenzeichen-, marken- oder patentrechtlichem Schutz bzw. sind Warenzeichen oder eingetragene Warenzeichen der jeweiligen Inhaber. Die Wiedergabe von Marken, Produktnamen, Gebrauchsnamen, Handelsnamen, Warenbezeichnungen u.s.w. in diesem Werk berechtigt auch ohne besondere Kennzeichnung nicht zu der Annahme, dass solche Namen im Sinne der Warenzeichen- und Markenschutzgesetzgebung als frei zu betrachten wären und daher von jedermann benutzt werden dürften.

Bibliographic information published by the Deutsche Nationalbibliothek: The Deutsche Nationalbibliothek lists this publication in the Deutsche Nationalbibliografie; detailed bibliographic data are available in the Internet at http://dnb.d-nb.de.
Any brand names and product names mentioned in this book are subject to trademark, brand or patent protection and are trademarks or registered trademarks of their respective holders. The use of brand names, product names, common names, trade names, product descriptions etc. even without a particular marking in this works is in no way to be construed to mean that such names may be regarded as unrestricted in respect of trademark and brand protection legislation and could thus be used by anyone.

Coverbild / Cover image: www.ingimage.com

Verlag / Publisher:
Südwestdeutscher Verlag für Hochschulschriften
ist ein Imprint der / is a trademark of
OmniScriptum GmbH & Co. KG
Heinrich-Böcking-Str. 6-8, 66121 Saarbrücken, Deutschland / Germany
Email: info@svh-verlag.de

Herstellung: siehe letzte Seite /
Printed at: see last page
ISBN: 978-3-8381-3817-6

Zugl. / Approved by: Erlangen, FAU Erlangen-Nürnberg, Diss., 2012

Copyright © 2014 OmniScriptum GmbH & Co. KG
Alle Rechte vorbehalten. / All rights reserved. Saarbrücken 2014

Meinen Eltern

Johanna und Dr. med. Günter Rechenauer gewidmet

Inhaltsverzeichnis

1   **Zusammenfassung** 1

    1.1 Hintergründe und Ziele 1

    1.2 Methoden 1

    1.3 Ergebnisse 2

    1.4 Praktische Schlussfolgerung 2

2   **Einleitung und Aufgabenstellung** 3

    2.1 Psoriasis 5

    2.2 Atopische Dermatitis 10

    2.3 Vitiligo 14

    2.4 (Chronische) Urtikaria 18

3   **Material und Methoden** 22

    3.1 Art der Studie 22

    3.2 Patientenerhebung 22

        3.2.1 Einschlusskriterien 22

        3.2.2 Ausschlusskriterien 22

    3.3 Psychologisches Assessment 23

    3.4 Untersuchte Variablen 23

        3.4.1 Demographische Variablen 23

        3.4.2 Dermatologische Variablen 23

        3.4.3 Psychologische Variablen 23

    3.5 Statistische Auswertung 24

4 Ergebnisse 26

5 Diskussion 56

   5.1 Demographische Aspekte... 56

      5.1.1 Prävalenz und Altersverteilung von CIH 57

      5.1.2 Prävalenz und Altersverteilung von PS 59

      5.1.3 Einfluss des Geschlechts 64

      5.1.4 Einfluss des Wohnorts 68

   5.2 Zusammenhang zwischen Psyche und Derma – Biophysiologische Grundlagen 72

   5.3 Zusammenhang zwischen Psyche und Derma – Statistische Untersuchungen 74

   5.4 Logistische Regressionsanalyse 83

   5.5 Zusammenfassung der Diskussion 86

6 Literaturverzeichnis 87

7 Abkürzungsverzeichnis 93

8 Anhang 94

9 Danksagung 105

1 Zusammenfassung

1.1 Hintergründe und Ziele

Zusammenhänge zwischen „Haut und Seele" sind vom Volksmund offenbar schon seit langem wahrgenommen und formelhaft geprägt worden (e.g. „aus der Haut fahren", „eine gute und ehrliche Haut haben", etc.). Gleichwohl lassen sich in der Literatur nur wenige statistisch relevante Studien (gemäß Recherche, n=10, Tabelle 15) nachweisen, die, basierend auf den Daten eines klinischen Liaison Service mögliche Zusammenhänge zwischen chronisch-inflammatorischen Hauterkrankungen (CIH) und psychischen Störungen (PS) untersuchen. So soll diese Arbeit solche möglichen Zusammenhänge aufdecken und dabei auf einen Vergleich zwischen Alten und Neuen Bundesländern eingehen. Außerdem wird der Einfluss der demographischen Faktoren Alter und Geschlecht dargestellt.

1.2 Methoden

Über einen Zeitraum von acht Jahren wurden 933 Patienten mit CIH in einem Fachkrankenhaus für Dermatologie Schloss Friedensburg (FSF), Leutenberg in Thüringen im Rahmen eines klinischen Liaison Service betreut. Alle Patienten wurden von einem von zwei Fachärzten für Psychosomatik und Dermatologie hinsichtlich psychischer Komorbiditäten interviewt. Die Untersuchungsbedingungen waren über den gesamten Zeitraum identisch. Dermatologische Einschlusskriterien waren folgende Diagnosen: Psoriasis, atopische Dermatitis, Vitiligo und Urtikaria. Ferner wurden demographische Daten erhoben. Es wurde anhand des fünften Kapitels des ICD-10 Katalogs 2004 nach folgenden PS gesucht: affektive Störungen, phobische Störungen, Reaktionen auf schwere Belastung und Anpassungsstörungen und spezifische Persönlichkeitsstörungen. Von den 933 Patienten konnten 730 für diese Studie ausgewertet werden. Die gewonnenen Daten wurden in Kreuztabellen aufgelistet und mittels Pearson's χ^2 Tests auf mögliche Zusammenhänge untersucht. Außerdem wurde eine multinominale logistische Regressionsanalyse durchgeführt. Alle Berechnungen wurden mit dem Programm PASW Statistics 18 für Windows durchgeführt.

1.3 Ergebnisse

PS und CIH wurden in ihrer Verteilung statistisch signifikant durch das Geschlecht beeinflusst. Der Wohnort (Alte versus Neue Bundesländer) unterschied sich statistisch signifikant bei Patienten mit verschiedenen CIH, hatte aber keinen Einfluss auf die Verteilung der PS. Alter und Geschlecht wurden als „Confounding Variablen" identifiziert. Es gab keinen statistisch signifikanten Zusammenhang zwischen der Art der CIH und Art der PS.

1.4 Praktische Schlussfolgerung

Es finden sich keine besonderen Persönlichkeitszüge im Sinne eines gehäuften Auftretens bestimmter PS bei Patienten mit bestimmten CIH. Im Patientengut dieser Arbeit gibt es keine maßgeblichen Unterschiede in der Verteilung von PS zwischen Alten und Neuen Bundesländern. Allerdings gibt es regional statistisch signifikante Unterschiede in der Prävalenz der CIH: Vitiligo war häufiger in den Alten -, Urtikaria häufiger in den Neuen Bundesländern prävalent.

2 Einleitung und Aufgabenstellung

Die chronisch-inflammatorischen Hauterkrankungen (im folgendem als CIH bezeichnet) Psoriasis, atopische Dermatitis, Vitiligo und Urtikaria können für die Betroffenen großes Leid mit sich bringen. Dies trifft umso mehr zu, bedenkt man dass „chronisch" vom griechischen chrónos oder „Zeit" abgeleitet ist, was impliziert dass die chronische Hauterkrankung möglicherweise eine lebenslange Last und Begleitung für den Betroffenen sind. Die Gewissheit dass die Erkrankung derzeit nicht definitiv heilbar ist und dass außerdem die Haut als Grenzorgan zwischen Selbst und Umwelt von jedermann leicht wahrgenommen werden kann, trägt zur besonderen Belastung bei und ist häufig Ursache von mentalem Stress und Auslöser psychischer Störungen (im folgendem als PS bezeichnet). Verglichen mit der Allgemeinbevölkerung finden sich bei Patienten mit chronischen Hauterkrankungen höhere Stress Level [5], eine höhere Inzidenz von PS und gehäufte Stigmatisation durch die Umwelt [42, 97]. Diese Studie zielt darauf ab mögliche Zusammenhänge zwischen CIH und PS zu finden und diese gegebenenfalls im demographischen Kontext zu untersuchen. Der physiologische Hintergrund für das Zusammenspiel zwischen Haut und Psyche ist in der Vergangenheit schon ausführlich beschrieben worden [4, 18, 25, 27, 38, 55, 68, 72, 78, 80, 106] und wird in dieser Studie ebenfalls erläutert. Im Hintergrund der Thematik eines möglichen Zusammenhangs zwischen CIH und PS wird ein Vergleich zwischen Alten und Neuen Bundesländern durchgeführt.

Diese Studie zeichnet sich durch die Integration eines oft geforderten psychosomatischen Liaison Service [33, 66, 83], eine vergleichsweise hohe Zahl an untersuchten Patienten und die Zusammensetzung des

Patientenkollektivs aus, das sowohl aus westdeutschen als auch aus ostdeutschen Patienten besteht. Der klinische Liaison Service versucht nach dem ganzheitlichen Prinzip neben körperlichen Aspekten auch das psychische Befinden des Patienten in Betracht zu ziehen. Dies trägt zum langfristigen Wohlbefinden des Patienten und der Zufriedenheit des behandelnden Arztes bei, da jede Erkrankung auch eine psychische Komponente mit sich bringt.

Außerdem wird in dieser Arbeit darauf eingegangen, ob für bestimmte dermatologische Erkrankungen einige PS häufiger vorkommen als andere und ob man bestimmte Charakterzüge wie „ängstliche" oder „depressive Persönlichkeiten" einzelnen Hauterkrankungen zuordnen kann.

Auch demographische Faktoren können die Inzidenz von Hauterkrankungen und psychischen Störungen beeinflussen und sollen in dieser Arbeit analysiert werden. Gerade in Deutschland ist es möglicherweise ergibig regionale Unterschiede in die Analyse mit einzubeziehen, weil die Deutschland nach dem zweiten Weltkrieg über lange Zeit in zwei Teile getrennt war und man aufgrund der unterschiedlichen Lebensumstände in den beiden Teilen unterschiedliche Prävalenzen von psychischen und dermatologischen Erkrankungen vermuten könnte.

Grundsätzliche Limitationen dieser Studie sind ihr retrospektiver Charakter und das Fehlen einer Kontrollgruppe, wodurch sich keine repräsentativen Aussagen über die Allgemeinbevölkerung treffen lassen.

2.1 Psoriasis

Psoriasis ist eine weltweit verbreitete, chronisch-entzündlich-proliferative Dermatose, für deren Pathogenese eine T-Zell vermittelte Immunreaktion eine zentrale Rolle spielt. Klinisch verläuft sie schubartig exanthematisch oder in der chronisch-stabilen Plaqueform. Das triggernde Antigen für die überschießende Immunreaktion und epidermalen Hyperproliferation der Keratinozyten ist noch nicht abschließend geklärt und derzeit Thema intensiver Beforschung. Die Psoriasis hat typischerweise zwei Manifestationsgipfel: „early onset" Typ I tritt im jungen Erwachsenenalter auf, während der „late onset" Typ II ab einem Lebensalter von 40 Jahren in Erscheinung tritt [13, 31, 124]. Betroffen sind etwa 1.5 bis 2% der westlichen Bevölkerung [14, 31, 124], wobei hinsichtlich der Prävalenz sowohl beschrieben ist, dass kein Unterschied zwischen den Geschlechtern besteht [124], als auch dass das männliche Geschlecht etwas überwiegt [31]. Neben der beschriebenen (Auto)Immunpathogenese der Psoriasis scheinen folgende Triggerfaktoren eine Rolle zu spielen: Genetische Faktoren, physikalische Manipulation (Koebner Phänomen), Infektionen, Stress, Medikamente wie Betablocker und Alkohol.

Der psoriatische Formenkreis ist uneinheitlich und lässt sich in folgende Gruppen einteilen: Psoriasis vulgaris, Psoriasis guttata, Psoriasis inversa, Nagelpsoriasis, psoriatische Erythrodermie, palmare und palmopustulare Psoriasis, Psoriasis pustulosa generalisata (vom Zumbusch) und Psoriasisarthritis. Die typischen Hautveränderungen der Psoriasis sind scharf begrenzte, erhabene erythematosquamöse Plaques. Klassischerweise sind vor allem die Handflächen und Fußsohlen mit Nägeln, der behaarte Kopf, Streckseiten über Knien und Ellenbogen, der Anogenitalbereich und der untere Rücken betroffen. Löst man eine Psoriasisschuppe, zeigen sich folgende klinische Befunde: Das Kerzenwachsphänomen veranschaulicht silbriges Schuppenmaterial unter einer Plaque; das Phänomen des letzten Häutchens stellt die letzte Zellschicht dar, bevor beim Ablösen einer Schuppe punktförmige Einblutungen auftreten, die als Auspitz Phänomen bezeichnet werden.

Histologisch Zeichen sind die Diapedese von T-Zellen und neutrophilen Granulozyten, die zur Ausbildung typischer Munro-Mirkoabszesse führen können, epidermale Hyperproliferation mit Akanthose und Papillomatose sowie eine epidermale Differenzierungsstörung mit Parakeratose. Die psoriatische Haut ist durch einen hohen epidermalen Umsatz mit stark erhöhter Mitoserate und überschießender Hornzellproduktion gekennzeichnet.

Tabelle 1: Literaturrecherche zur Prävalenz von PS bei Patienten mit Psoriasis

Folgende Tabelle gibt einen Überblick über die Verteilung von PS bei Patienten mit Psoriasis. Gelistet sind zitierte Autoren mit Jahresangabe der Veröffentlichung und Land der Datenerhebung, demographische Daten zu den untersuchten Patienten, die Methoden mit denen die PS diagnostiziert beziehungsweise klassifiziert wurden und die Prävalenz einzelner PS mit Prozentzahlen.

Autor	Psoriasis Patienten	Psychologisches Assessment	Vorkommen von PS
Finzi F et al, Italien 2007 [28]	n=1580 männlich 57% weiblich 43% m=44+/-13	• GHQ-12[I] • BSI[II]	• Minor psychische Störungen 46% • Major psychische Störungen 11%
Gupta MA and Gupta AK, Kanada 1998 [40]	n=217 männlich 51.2% weiblich 48.8% m=47.8+/-16.2	• CRSD[III]	• Suizidgedanken bei stationären Psoriasis Patienten 7.2% • Suizidgedanken bei nicht-stationären Psoriasis Patienten 2.5%
Mattoo SK et al, Indien 2005 [63]	n=103 männlich 73.8% weiblich 26.2% m=40.91+/-14.26	• GHQ-12[I] • ICD-10[IV]	• Psychische Störungen 24.3% • Davon waren: • Reaktion auf schwere Belastung und Anpassungsstörungen 62% • Depressive Episode 29% • Dysthymia 4%
Mehta V and Malhotra SK, Indien 2007 [65]	n=50 männlich 86% weiblich 14% m=33.01+/-13.76	• MINI[V]	• Psychische Störungen 34% • Depression 28% • Suizidgedanken 6% • Generalisierte Angststörung 4%
Pacan P et al, Polen 2003 [76]	n=77 männlich 58.4% weiblich 41.6% m=42.8+/-11.9	• ICD-10[IV]	• Depression 16.9%
Picardi A et al, Italien 2000 [81]	n=100	• GHQ-12[I]	• Psychische Störungen 26%
Rashid MHA et al, Bangladesh, 2011 [88]	n=50 männlich 72% weiblich 28% m=35.32+/-10.05	• DSM-IV[VI]	• Psychische Störungen 50% • Major Depression 30% • Dysthymia 6% • Reaktion auf schwere Belastung und Anpassungsstörungen 4%

Autor	Psoriasis Patienten	Psychologisches Assessment	Vorkommen von PS
Schmitt J and Ford DE, Deutschland 2010 [98]	n=3147 (+n=3147 Kontrollgruppe) männlich 45% weiblich 55% m=57.1+/-19.0	• ICD-10[IV]	• Depression 7.7% (p<0.001 versus Kontrollgruppe) • Persönlichkeits- und Verhaltensstörungen 2.2% (p<0.001 versus Kontrollgruppe)
Schneider G et al, Deutschland 2006 [100]	n=91 männlich 52% weiblich 48% m=52.2+/-13.5	• HADS[VII]	• Depression 21% • Angststörungen 11%
Sharma N et al, Indien 2001 [104]	n=30	• GHQ-12[I]	• Psychische Störung 53.3% • Depression 23.3% • Angststörungen 3.3%
Rechenauer T et al, Deutschland 2012	n=126 männlich 31% weiblich 69% m=45.1+/-12.5	• ICD-10[IV]	• Psychische Störungen 82.5% • Affektive Störungen 30.2% • Phobische Störungen 21.4% • Reaktion auf schwere Belastung und Anpassungsstörungen 23.0% • Spezifische Persönlichkeitsstörungen 7.9%

[I] General Heath Questionnaire-12
[II] Brief Symptom Inventory
[III] Carroll Rating Scale for Depression
[IV] International Classification of Diseases-10
[V] Mini International Psychiatric Interview
[VI] Diagnostic and Statistical Manual of Mental Disorders-IV
[VII] Hospital Anxiety and Depression Scale

Diese Tabelle gibt einen Überblick über die Literatur zu psychischen Störungen bei Patienten mit Psoriasis. Offensichtlich kommen PS bei Patienten mit Psoriasis relativ häufig vor. Allerdings gibt es je nach Studie große Unterschiede hinsichtlich der Prävalenz von PS im Allgemeinen (24.3% - 82.5%) wie auch bei der Verteilung von speziellen PS wie e.g. Depressionen (16.9% - 30.2%). Wie solche Unterschiede zustande kommen und wodurch sie beeinflusst werden wird im Diskussionsteil weiter erläutert. Interessanterweise finden sich viele unterschiedliche psychiatrische Assessmentmethoden zur Diagnostizierung von PS, was einen Vergleich zwischen den Studien erschwert. Im Vergleich mit anderen Autoren (24.3% - 53.3%) fanden sich bei Psoriasispatienten dieser Studie häufiger PS (82.5%).

2.2 Atopische Dermatitis

Die atopische Dermatitis (Synonyme: Neurodermitis, atopisches Ekzem) ist eine chronisch-rezidivierende, entzündliche Hauterkrankung, die durch ein stark juckendes, polymorphes Exanthem und trockene Haut gekennzeichnet ist. Ihre Ätiopathogenese ist noch nicht vollständig aufgeklärt. Fest steht aber, dass eine polygen vererbte genetische Komponente, hohe IgE Titer mit einer IgE-vermittelten Sensibilisierung gegenüber Umwelt Antigenen und T-Zell Aktivierung, sowie eine Hautbarrierestörung mit einer T-Zell Dysregulation eine Rolle spielen. Daneben kommt mikrobiologischen Erregern - wie insbesondere Staphylocoocus aureus - und psychosomatischen Faktoren wie emotionaler Stress eine bestimmte Bedeutung zu. Die atopische Dermatitis zeigt eine klinische Erstmanifestation bis zu 90% im Kindes- und Jugendalter; nur sehr selten tritt sie zuerst im Erwachsenenalter auf [121]. Das männliche Geschlecht ist geringfügig häufiger betroffen als das weibliche [29, 121]. Im Kindesalter zählt die atopische Dermatitis mit einer Prävalenz von 10-20% zu den häufigsten Erkrankungen [10, 29, 121]. Zur Prävalenz der atopischen Dermatitis im Erwachsenenalter liegen in der Literatur unterschiedliche Zahlen vor: Nach dem Bundes-Gesundheitssurvey von 1998 [47] und nach Fritsch [29] liegt Prävalenz im Erwachsenenalter bei 1-3%, während Wolff und Johnson [121] die Prävalenz auf 7-15% schätzen.

Die atopische Dermatitis zählt zu den Erkrankungen des atopischen Formenkreises, wobei Atopie von der Europäischen Akademie für Allergologie und Klinische Immunologie (EAACI) folgendermaßen definiert wurde: „Atopie ist eine familiäre Tendenz zur Produktion von IgE Antikörpern gegen Niedrigdosen von Allergenen und zur Entwicklung typischer Symptome wie Asthma, Rhinokonjunktivitis oder Ekzem-Dermatitis" [11] . Somit treten die Erkrankungen atopische Dermatitis, Rhinokonjunktivitis allergica und Asthma bronchiale gehäuft gemeinsam auf. Klinisch imponiert das atopische Ekzem als polymorphes, exsudatives Exanthem, das mit Papelbildung und Schuppung einhergehen kann und durch den ständigen Juckreiz und dadurch bedingten manipulativen Exkoriationen der Haut in der chronischen Phase in einer Lichenifikation der Haut mündet. Charakteristischerweise sind vor allem die Beugeseiten der Knie- und Ellenbogengelenke, sowie Gesicht, Hals und Hände betroffen. Klinische Stigmata des Patienten mit atopischer Dermatitis sind die seitliche Lichtung der Augenbrauen (Hertoghe Zeichen), eine doppelte infraorbitale Lidfalte (Dennie-Morgan-Falte), atopische Hyperlinearität der Handflächen und Fußsohlen, pelzkappenförmiger Haaransatz, weißer Dematographismus und der für das Säuglingsalter typische Milchschorf.

Histologisch findet sich eine Akanthose mit interzellulären Ödemen (Spongiosis) und dermalen Infiltraten von Lymphozyten, Monozyten sowie eosinophilen Granulozyten.

Tabelle 2: Literaturrecherche zur Prävalenz von PS bei Patienten mit atopischer Dermatitis

Folgende Tabelle gibt einen Überblick über die Verteilung von PS bei Patienten mit atopischer Dermatitis. Gelistet sind zitierte Autoren mit Jahresangabe der Veröffentlichung und Land der Datenerhebung, demographische Daten zu den untersuchten Patienten, die Methoden mit denen die PS diagnostiziert beziehungsweise klassifiziert wurden und die Prävalenz einzelner PS mit Prozentzahlen.

Autor	Patienten mit atopischer Dermatitis	Psychologisches Assessment	Verteilung von PS
Gupta MA and Gupta AK, Kanada 1998 [40]	n=146 männlich n=52 weiblich n=94 m=42.0+/-15.6	• CRSD[I]	• Suizidgedanken 2.1%
Hashiro M and Okumura M, Japan 1997 [45]	n=45 (+n=34 Kontrollgruppe)	• MAS[II] • SDS[III]	• Psychopathologisch ängstlich 35.6% (p<0.05 versus Kontrollgruppe) • Depressiver Zustand oder Major Depression 44.4% (p<0.05 versus Kontrollgruppe)
Ullman KC et al, USA 1977 [111]	n=10 männlich 20% weiblich 80% m=32.8	• DSM-IV[IV] • MMPI[V]	• Psychische Störungen 60%
Wittkowski A et al, UK 2004 [120]	n=125 männlich 18.4% weiblich 81.6% m=37.2+/-11.4	• HADS[VI]	• Angststörungen 46.4% • Depression 14.4%
Rechenauer T et al, Deutschland 2012	n=395 männlich 17.5% weiblich 82.5% m=36+/-13	• ICD-10 [VII]	• Psychische Störungen 84.3% • Affektive Störungen 28.4% • Phobische Störungen 28.4% • Reaktion auf schwere Belastung und Anpassungsstörungen 20.8% • Spezifische Persönlichkeitsstörungen 6.8%

[I] Carroll Rating Scale for Depression
[II] Manifest Anxiety Scale
[III] Self-Rating Depression Scale
[IV] Diagnostic and Statistical Manual of Mental Disorders-IV
[V] Minnesota Multiphasic Personality Inventory
[VI] Hospital Anxiety and Depression Scale
[VII] International Classification of Diseases-10

Diese Tabelle gibt einen Überblick über die Literatur zu psychischen Störungen bei Patienten mit atopischer Dermatitis. Offensichtlich kommen PS bei Patienten mit atopischer Dermatitis relativ häufig vor. Allerdings findet sich neben der vorliegenden Studie nur eine Untersuchung zu PS im Allgemeinen bei Patienten mit atopischer Dermatitis (60%) und diese nur mit einem sehr kleinen Patientenkollektiv (n=10) [111]. Andere PS wie phobische Störungen oder Depressionen kommen bei Patienten mit atopischer Dermatitis ebenfalls häufig vor. Jedoch sind Vergleiche nur eingeschränkt möglich, weil zum einen nur eine sehr kleine Studienzahl zu Zusammenhängen zwischen atopischer Dermatitis und PS vorliegt (n=4) und sich zum anderen die Assessmentmethoden zur Diagnostizierung von PS sehr unterscheiden. Verglichen mit Ullman et al [111] (60%) findet sich bei Patienten mit atopischer Dermatitis in der vorliegenden Studie häufiger PS (84.3%).

2.3 Vitiligo

Vitiligo ist eine chronisch-depigmentierende Hauterkrankung mit Neigung zur Progredienz. Charakteristisch ist der Untergang von Melanozyten und Verlust der Melaninpigmentierung der Haut. Die genaue Pathogenese ist noch unklar, aber es werden drei Theorien diskutiert: Nach der Autoimmunhypothese bedingt die Freisetzung eines Antigens durch zerstörte Melanozyten die Bildung von zytotoxischen Autoantikörpern und die Einwanderung von Lymphozyten, die konsekutiv zum Untergang der Melanozyten führen. Die neurale Hypothese besagt, dass es durch eine Interaktion von Nervenzellen und Melanozyten durch neurochemische Mediatoren zur Depigmentierung kommt. Diese Theorie zieht ins Kalkül, dass die Depigmentierungen bei Vitiligo Patienten häufig entlang der Dermatome verlaufen. Schließlich geht die Selbstzerstörungshypothese davon aus, dass ein toxischer Metabolit der Melatoninbiosynthese die Zerstörung von Melanozyten induziert. Auch eine genetische Komponente mit familiärer Häufung scheint bei Vitiligo eine Rolle zu spielen. Als auslösende Faktoren der Vitiligo werden physikalische Traumata (Koebner Phänomen), schwere Sonnenbrände, Krankheit und emotionaler Stress diskutiert. Die Vitiligo ist eine weltweit vorkommende Erkrankung, die alle Rassen betrifft. Ihre Prävalenz wird auf 1% geschätzt [12, 122], wobei beide Geschlechter gleich häufig betroffen sind [12, 122]. Die klinische Erstmanifestation kann in jedem Alter auftreten, zumeist jedoch findet sie sich im jungen Erwachsenenalter [12, 30, 122].

Man unterscheidet drei Formen der Vitiligo: Bei der lokalisierten Form finden sich eine oder mehrere Herde. Diese können entweder einem fokalen oder einem segmentalen Verteilungsmuster, meist entlang der Dermatome folgen. Die generalisierte Forme der Vitiligo ist häufiger und betrifft vor allem den akrofazialen Bereich und zeigt oft eine bilaterale Symmetrie über den Körperhälften. Die Extremform ist die Vitiligo universalis, bei der die gesamte Haut betroffen ist. Klinisch zeigen sich weißliche, depigmentierte Areale, die scharf begrenzt sind. Häufig beginnt die Vitiligo perioral und periokulär. Prädilektionsstellen sind Gesicht, Hals, Finger und Handrücken, Ellenbogen, Knie, Brustwarzen und die Anogenitalregion. Assoziiert sind verschiedene Autoimmunerkrankungen und endokrine Störungen wie Hashimoto thyreoiditis, Morbus Basedow, Diabetes mellitus und Morbus Addison.

In der Biopsie der betroffenen Areale zeigt sich eine relative normale Haut, die allerdings keine Melanozyten aufweist. Histologisch beschrieben sind aber auch eine dezente Spongiosis und lymphozytäre Infiltrate.

Tabelle 3: Literaturrecherche zur Prävalenz von PS bei Patienten mit Vitiligo

Folgende Tabelle gibt einen Überblick über die Verteilung von PS bei Patienten mit Vitiligo. Gelistet sind zitierte Autoren mit Jahresangabe der Veröffentlichung und Land der Datenerhebung, demographische Daten zu den untersuchten Patienten, die Methoden mit denen die PS diagnostiziert beziehungsweise klassifiziert wurden und die Prävalenz einzelner PS mit Prozentzahlen.

Autor	Vitiligo Patienten	Psychologisches Assessment	Verteilung von PS
Ahmed I et al, Pakistan 2007 [1]	n=100 männlich n=38 weiblich n=62 m=24.6	• GHQ-12[I] • PAS[II]	• Psychische Störungen 42% • Major Depression 15% • Generalisierte Angststörung 10% • Angst und depressive Störung, gemischt 5%
Kent G and Abadie MA, England 1996 [56]	n=614 männlich n=149 weiblich n=465 m=46.6	• GHQ-12[I]	• Psychische Störungen 35%
Mattoo SK et al, Indien 2002 [64]	n=113 männlich n=62 weiblich n=51 m=30.1+/-12.5	• GHQ-12[I] • ICD-10[III]	• Psychische Störungen 25% • Reaktion auf schwere Belastung und Anpassungsstörungen 11% • Depressive Episode 3%
Picardi A et al, Italien 2000 [81]	n=32	• GHQ-12[I]	• Psychische Störungen 25%
Rashid MHA et al, Bangladesch 2011 [88]	n=50 männlich 36% weiblich 64% m=33.5+/-10.0	• DSM-IV[IV]	• Psychische Störungen 24% • Angststörungen 12% • Major Depression 8% • Dysthymia 4%
Sharma N et al, Indien 2001 [104]	n=30	• GHQ-12[I]	• Psychische Störungen 16.2% • Depression 10% • Angststörungen 3.3%
Rechenauer T et al, Deutschland 2012	n=120 männlich 11.7% weiblich 88.3% m=41.0+/-11.8	• ICD-10[III]	• Psychische Störungen 83.3% • Affektive Störungen 20.8% • Phobische Störungen 30.0% • Reaktion auf schwere Belastung und Anpassungsstörungen 30.8% • Spezifische Persönlichkeitsstörungen 1.7%

[I] General Health Questionnaire-12
[II] Psychiatric Assessment Schedule

III   International Classification of Diseases-10
IV   Diagnostic and Statistical Manual of Mental Disorders-IV

Diese Tabelle gibt einen Überblick über die Literatur zu psychischen Störungen bei Patienten mit Vitiligo. Offensichtlich kommen PS bei Patienten mit Vitiligo relativ häufig vor. Auffallend ist, dass die Mehrzahl der Studien zu Vitiligo aus orientalischen Ländern stammen, wo depigmentierende Erkrankungen aufgrund des dunkleren Hauttyps leichter ins Auge fallen als beim helleren europäischen Hauttyp. Hinsichtlich der Prävalenz von PS bei Patienten mit Vitiligo gibt es je nach Studie beträchtliche Unterschiede (16.2% - 83.3%). Bei Patienten der vorliegenden Studie fanden sich häufiger PS (83.3%) als bei anderen Autoren. Insgesamt fanden sich unter den PS Angststörungen und Depressionen am häufigsten. Vitiligo kommt in der Bevölkerung seltener vor als andere CIH, deshalb finden sich bei Studien zu Vitiligo und PS auch oft geringere Patientenfallzahlen, wie in obiger Tabelle dargestellt ist. Ein Problem beim Vergleich zwischen den gezeigten Studien ist, dass unterschiedliche Assessmentmethoden zur Diagnostizierung von PS verwendet wurden.

2.4 (Chronische) Urtikaria

Die Urtikaria (Synonyme: Nesselsucht, Quaddeln) ist eine exanthematische Dermatose, die durch ein dermales Ödem und Erythem infolge von Vasodilatation und gesteigerter Kapillarpermeabilität gekennzeichnet ist. Grundsätzlich lässt sie sich in immunmediierte und physikalische Urtikaria einteilen. Im Mittelpunkt der Pathopysiologie der immunmediierten Form steht eine Aktivierung und Degranulation von kutanen Mastzellen, sowie verschiedene Mediatoren wie IgE, Komplement, Zytokine, Histamin, Substanz P und andere. Bei der physikalischen Form können verschiedene physikalische Reize die charakteristische Effloreszenz hervorrufen. Daneben gibt es weitere Unterformen wie die Urtikaria durch Pseudoallergene, das hereditäre und erworbene Angioödem, die chemische Kontakturtikaria, kutane Mastozytosen und die idiopathische Urtikaria. Neben der ätiologischen Einteilung wird die Urtikaria nach ihrem zeitlichen Verlauf klassifiziert. Diese Arbeit beschäftigt sich im Weiteren mit der chronischen Form der Utrikaria, die als rezidivierendes oder kontinuierliches Auftreten von Quaddeln über einen Zeitraum von mindestens sechs Wochen definiert ist. Über die chronische Urtikaria gibt es nur sehr wenige epidemiologische Daten. Laut Schätzungen liegt die Prävalenz bei 0.05 bis 0.5% [15, 32], wobei das weibliche Geschlecht eineinhalb [15] bis zweifach sooft betroffen ist wie das männliche [32, 123].

Die chronische Urtikaria ist in einem Großteil Fälle idiopathisch, gelegentlich können bestimmte Allergene, Infektionen (vor allem Helicobacter pylori und Parasiten), Autoimmunerkrankungen, physikalische Ursachen, Neoplasien und Intoleranzreaktionen gegenüber Medikamenten beobachtet werden. Außerdem können Autoantikörper, Pseudoallergien und psychischer Stress eine Rolle spielen. Die chronische Urtikaria kann rezidivierend exanthematisch oder kontinuierlich erfolgen. Das klinische Erscheinungsbild der Quaddeln ist eine scharf begrenzte, erhabene Effloreszenz, die durch Vasodilatation meist gerötet erscheint (Urtica rubra), aber bei massivem Ödem auch weißlich abgeblasst vorkommen kann (Urtica porcellanenea). Die Quaddeln zeichnen sich durch einen starken Juckreiz aus. Meist sind sie flüchtig und nach Stunden spontan rückläufig. Sie können lokalisiert oder generalisiert vorkommen.

In der Histologie zeigt sich ein Ödem im Stratum papillare und reticulare der Dermis. Perivaskulär finden sich gelegentlich Infiltrationen von Lymphozyten, neutrophilen Granulozyten und Eosinophilen.

Tabelle 4: Literaturrecherche zur Prävalenz von PS bei Patienten mit Urtikaria

Folgende Tabelle gibt einen Überblick über die Verteilung von PS bei Patienten mit Urtikaria. Gelistet sind zitierte Autoren mit Jahresangabe der Veröffentlichung und Land der Datenerhebung, demographische Daten zu den untersuchten Patienten, die Methoden mit denen die PS diagnostiziert beziehungsweise klassifiziert wurden und die Prävalenz einzelner PS mit Prozentzahlen.

Autor	Urtikaria Patienten	Psychologisches Assessment	Verteilung von PS
Engin B et al, Türkei 2008 [24]	n=73 (+n=34 Kontrollgruppe) männlich 41% weiblich 59% m=37.4+/-10.8	• BDI[I] • BAI[II]	• Statistisch signifikant höhere Level an Depression versus Kontrollgruppe (p<0.001) • Statistisch signifikant höhere Level an Ängstlichkeit versus Kontrollgruppe (p<0.001)
Hashiro M and Okumura M, Japan 1994 [46]	n=30 (+n=34 Kontrollgruppe)	• MAS[III] • SDS[IV] • CMI[V]	• Psychische Störungen 70% (versus 25.6% Kontrollgruppe, p<0.01) • Depression 43.3% (versus 12.8% Kontrollgruppe, p<0.01) • Angststörungen 30% (versus 15.4% Kontrollgruppe, p<0.01)
Mehta V and Malhotra SK, Indien 2007 [65]	n=50 männlich 44% weiblich 56% m=33.0+/-13.8	• MINI[VI]	• Psychische Störungen 34% • Depression 30% • Suizidgedanken 12% • Panik Störung 4%
Özkan M et al, Türkei 2007 [75]	n=84 (+n=75 Kontrollgruppe) Männlich 15% Weiblich 85%	• SCID-I[VII]	• Psychische Störungen 60% • Depressive Störungen 40% • Angststörung 12% • Bipolare Störung 2%
Picardi A et al, Italien 2000 [81]	n=29	• GHQ-12[VIII]	• Psychische Störungen 34.5%
Sheehan-Dare RA et al, England 1990 [105]	n=34 (+n=68 Kontrollgruppe) männlich 56% weiblich 44% m=45	• BDI[I] • STAI[IX]	• Depressive Symptomatik 14.7% (versus 4.4% Kontrollgruppe, p nicht statistisch signifikant) • Keine statistisch signifikanter Unterschied hinsichtlich Ängstlichkeit zwischen Urtikaria Patienten und Kontrollgruppe

Autor	Urtikaria Patienten	Psychologisches Assessment	Verteilung von PS
Rechenauer T et al, Deutschland 2012	n=89 männlich 13.5% weiblich 86.5% m=46.8+/-11.2	• ICD-10 [X]	• Psychische Störungen 84.3% • Affektive Störungen 24.7% • Phobische Störungen 32.6% • Reaktion auf schwere Belastung und Anpassungsstörungen 15.7% • Spezifische Persönlichkeitsstörungen 11.2%

I	Beck Depression Inventory
II	Beck Anxiety Inventory
III	Manifest Anxiety Scale
IV	Self-Rating Depression Scale
V	Cornell Medical Index
VI	Mini International Psychiatric Interview
VII	Structured Clinical Interview for DSM-IV Axis I Disorders
VIII	General Health Questionnaire-12
IX	Spielberger State-Trait Anxiety Inventory
X	International Classification of Diseases-10

Diese Tabelle gibt einen Überblick über die Literatur zu psychischen Störungen bei Patienten mit Urtikaria. Offensichtlich kommen PS bei Patienten mit Urtikaria relativ häufig vor. Allerdings gibt es je nach Studie große Unterschiede hinsichtlich der Prävalenz von PS im Allgemeinen (34% - 84.3%). Depressionen und Angststörungen waren unter den PS am häufigsten vertreten. Die chronische Urtikaria kommt verglichen mit anderen CIH wie der atopischen Dermatitis deutlich seltener in der Allgemeinbevölkerung vor. Deshalb finden sich in den gezeigten Studien auch nur geringe Patientenfallzahlen, wobei das Patientenkollektiv der vorliegenden Studie (n=89) größer war als bei anderen Autoren. Özkan et al [75] und Hashiro und Okumura [46] fanden eine ähnlich hohe Prävalenz von PS bei Patienten mit Urtikaria (60% und 70%) wie bei Patienten der vorliegenden Studie (84.3%). Allerdings sind Vergleiche zwischen verschiedenen Autoren aufgrund der unterschiedlichen Assessmentmethoden zur Diagnostizierung von PS nur eingeschränkt möglich.

3 Material und Methoden

3.1 Art der Studie

Bei der vorliegenden Arbeit handelt es sich um eine retrospektive Fallstudie.

3.2 Patientenerhebung

Über die Jahre 1999 bis 2006 wurde allen stationären Patienten (n=8483) der dermatologischen Fachklinik Schloss Friedensburg bei Leutenberg in Thüringen die Möglichkeit gegeben einen psychosomatischen Liaison Service aufzusuchen. Dieser wurde von zwei Fachärzten für Psychosomatik und Dermatologie geleitet, die mit jedem konsultierenden Patienten klinische Interviews durchführten. Diese fanden mindestens einmal je Woche mit einer Dauer von 30 Minuten statt. Die Rahmenbedingungen für Patienten und Untersucher waren über den gesamten Zeitraum hinweg identisch. Die zu untersuchenden demographischen, dermatologischen und psychiatrischen Befunde wurden auf den Dokumentationsblättern 1 und 2 (siehe Anhang) für jeden Patienten notiert. Von den 933 Patienten, die den Liaison Service aufsuchten, wurden 730 durch Übereinstimmung mit folgenden Ein- und Ausschlusskriterien in die Studie aufgenommen.

3.2.1 Einschlusskriterien

Die Patienten mussten folgende Aufnahmebedingungen erfüllen: Lebensalter von mindestens 18 Jahren und das Vorhandensein einer der CIH Psoriasis, atopische Dermatitis, Vitiligo oder Urtikaria.

3.2.2 Ausschlusskriterien

Beim Vorliegen eines oder mehrerer nachfolgender Bedingungen wurden die Patienten nicht in die Studie mit aufgenommen: Das Vorhandensein von mehr als einer CIH oder mehr als einer der weiter unten beschriebenen PS, sowie Lebensalter von weniger als 18 Jahren. Außerdem wurden Patienten ausgeschlossen, die andere CIH oder andere PS als in den Einschlusskriterien beschrieben aufwiesen.

3.3 Psychologisches Assessment

Die Patienten wurden von einem der beiden Fachärzte für Psychosomatik und Dermatologie des Liaison Services auf das Vorliegen von PS untersucht. Es wurden fünf für die Studie relevante Kategorien definiert: Affektive Störungen (F30-39), phobische Störungen (F40), Reaktionen auf schwere Belastung und Anpassungsstörungen (F43) und spezifische Persönlichkeitsstörungen (F60) und die Kategorie „keine psychischen Störungen". Patienten mit anderen als den beschriebenen PS wurden nicht in die Studie aufgenommen. Die Einteilung und Zuordnung zu den Kategorien erfolgte nach dem fünften Kapitel der ICD-10 Klassifikation von 2004 für psychische und Verhaltensstörungen [74].

3.4 Untersuchte Variablen

3.4.1 Demographische Variablen

Zu jedem aufgenommen Patienten wurden die demographischen Faktoren Alter, Wohnort (Alte versus Neue Bundesländer) und Geschlecht registriert.

3.4.2 Dermatologische Variablen

Untersuchte dermatologische Erkrankungen waren Psoriasis, atopische Dermatitis, Vitiligo und Urtikaria.

3.4.3 Psychologische Variablen

Aufgenommen wurden folgenden PS: Affektive Störungen, phobische Störungen, Reaktion auf schwere Belastung und Anpassungsstörung und spezifische Persönlichkeitsstörungen. Außerdem wurde die Kategorie „keine psychischen Störungen registriert.

3.5 Statistische Auswertung

Die Auswertung beginnt mit einer Auflistung der Ergebnisse der deskriptiven Statistik Analyse und Darstellung demographischer Eigenschaften ausgehend vom dermatologischem und psychiatrischem Standpunkt sowie der Abbildung der Ergebnisse der χ^2 Tests. In Tabelle 5 ist die Altersverteilung dermatologischer Erkrankungen mit Mittelwert, Standardabweichung, Fallzahlen und Spaltenprozentangaben aufgelistet. Abbildung 1 zeigt das zugehörige Blotbox-Diagramm. Es folgt die Darstellung der Histogramme zu den einzelnen dermatologischen Erkrankungen in den Abbildungen 2 bis 5. Abbildung 6 zeigt die Ergebnisse der Kolmogorov-Smirnov- und Shapiro-Wilk Tests auf Normalverteilung des Patientenalters der zugehörigen Hauterkrankungen. In Tabelle 6 sind die Geschlechterverteilung einzelner dermatologischer Erkrankungen mit Fallzahlen und Reihenprozentangaben aufgelistet. Abbildung 6 zeigt die zugehörigen χ^2 Tests der Verteilungseigenschaften beider Variablen. Tabelle 7 zeigt die Zugehörigkeit zum Wohnort (Alte versus Neue Bundesländer) für Patienten mit unterschiedlichen dermatologischen Erkrankungen mit Fallzahlen und Reihenprozentangaben. Abbildung 8 zeigt die zugehörigen χ^2 Tests der Verteilungseigenschaften beider Variablen.

In Tabelle 8 ist die Altersverteilung der PS mit Mittelwert, Standardabweichung, Fallzahlen und Spaltenprozentangaben aufgelistet. Abbildung 9 zeigt das zugehörige Blotbox-Diagramm. Es folgt die Darstellung der Histogramme zu den einzelnen psychischen Störungen in den Abbildungen 10 bis 14. Abbildung 15 zeigt die Ergebnisse der Kolmogorov-Smirnov- und Shapiro-Wilk Tests auf Normalverteilung des Patientenalters der zugehörigen PS. In Tabelle 18 sind die Geschlechterverteilung einzelner

PS mit Fallzahlen und Reihenprozentangaben aufgelistet. Abbildung 16 zeigt die zugehörigen χ^2 Tests der Verteilungseigenschaften beider Variablen. Tabelle 10 zeigt die Zugehörigkeit zum Wohnort (Alte versus Neue Bundesländer) für Patienten mit unterschiedlichen PS mit Fallzahlen und Reihenprozentangaben. Abbildung 17 zeigt die zugehörigen χ^2 Tests der Verteilungseigenschaften beider Variablen.

Es folgen die Ergebnisse der deskriptiven Statistik Analyse zum Zusammenhang zwischen CIH und PS, sowie die Ergebnisse der durchgeführten χ^2 Tests. In Tabelle 11 sind die Häufigkeiten des Vorliegens einer PS bei verschiedenen dermatologischen Patienten mit Fallzahlen und Reihenprozentangaben dargestellt. Abbildung 18 zeigt die zugehörigen χ^2 Tests der Verteilungseigenschaften beider Variablen. In Tabelle 12 ist die Verteilung verschiedener PS in Bezug zu dermatologischen Erkrankungen mit Fallzahlen und Reihenprozentangaben dargestellt. Die zugehörigen χ^2 Tests finden sich in Abbildung 19.

Schließlich ist das Ergebnis der logistischen Regressionsanalyse mit Odds Ratio und 95% Konfidenzintervall in Tabelle 13 aufgeführt. Die beiden Confounder Geschlecht und Alter, sowie PS wurden bei der Berechnung als unabhängige Variablen eingegeben. Dermatologische Erkrankungen wurden als abhängige Variablen kalkuliert. Die Referenzgruppe für dermatologische Variablen ist „Urtikaria" und die Referenzgruppe für psychische Variablen ist „keine psychischen Störungen".

Im Anhang finden sich statistische Kennzahlen zu den Altersverteilungen aufgeteilt nach dermatologischen und psychiatrischen Diagnosen (Tabellen 16 – 24).

Alle statischen Auswertungen wurden mit PASW Statistics 18 für Windows durchgeführt [17].

4 Ergebnisse

Tabelle 5: Übersicht der Altersverteilung dermatologischer Erkrankungen

Folgende Tabelle gibt einen Überblick über die Altersverteilung mit Mittelwert und Standardabweichung (SD) sowie Fallzahlen (n) mit Spaltenprozentangaben der einzelnen CIH.

	Alter (Mittelwert +/-SD)	Gesamt (Spaltenprozent)
Psoriasis (n=126)	45.1 +/-12.5	17.3%
Atopische Dermatitis (n=395)	36.0 +/-13.0	54.1%
Vitiligo (n=120)	41.0 +/-11.8	16.4%
Urtikaria (n=89)	46.8 +/-11.2	12.2%
Gesamt (n=730)	39.7 +/-13.2	100.0%

Der Mittelwert des Alters von 730 dermatologischen Patienten war 39.7 +/- 13.2 Jahre Standardabweichung (SD). Patienten die an atopischer Dermatitis (36.0 +/-13.0 Jahre SD) und Vitiligo (41.0 +/-11.8 Jahre SD) litten, waren im Vergleich jünger als Patienten mit Psoriasis (45.1 +/-12.5 Jahre SD) und Urtikaria (46.8 +/-11.2 Jahre SD). Diese Relation ist auch in der Abbildung 1 der folgenden Seite veranschaulicht. Betrachtet man die Fallzahlen der dermatologischen Erkrankungen, so fällt auf dass die Erkrankung atopische Dermatitis am häufigsten vorkam (n=395, 54.1%) – gefolgt von Psoriasis (n=126, 17.3%) und Vitiligo (n=120, 16.4%). Die Erkrankung Urtikaria war am seltensten vertreten (n=89, 12.2%).

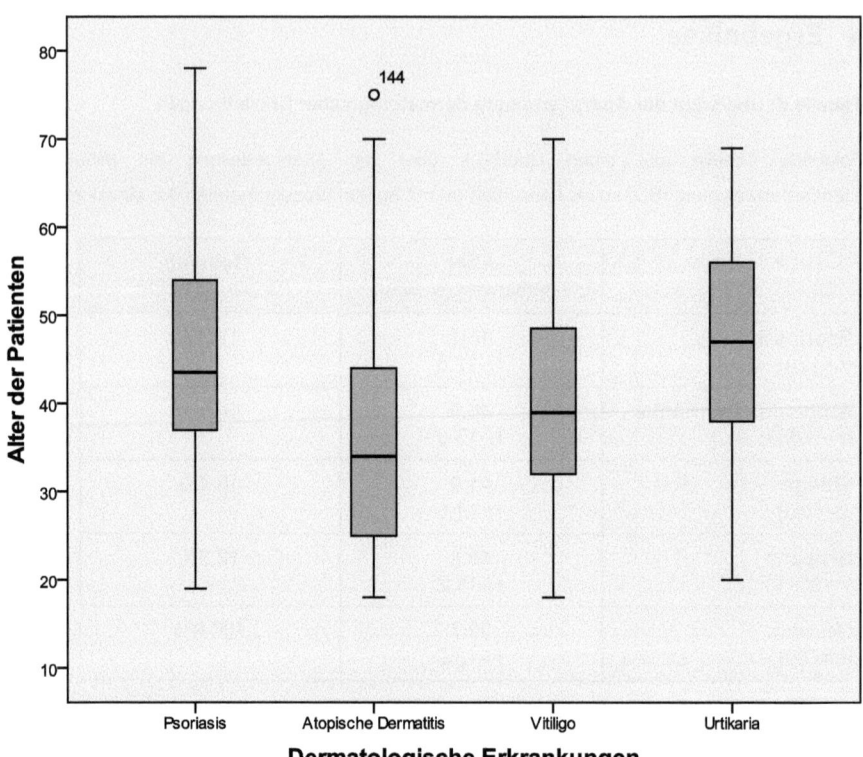

Abbildung 1: Boxplot-Diagramm der Altersverteilung dermatologischer Erkrankungen

In dem dargestellten Boxplot-Diagramm sind die Altersverteilungen der einzelnen CIH in der sogenannten Fünf-Punkte-Zusammenfassung mit Median, unterer (25%) und oberer (75%) Quartile und beiden Whiskern abgebildet.

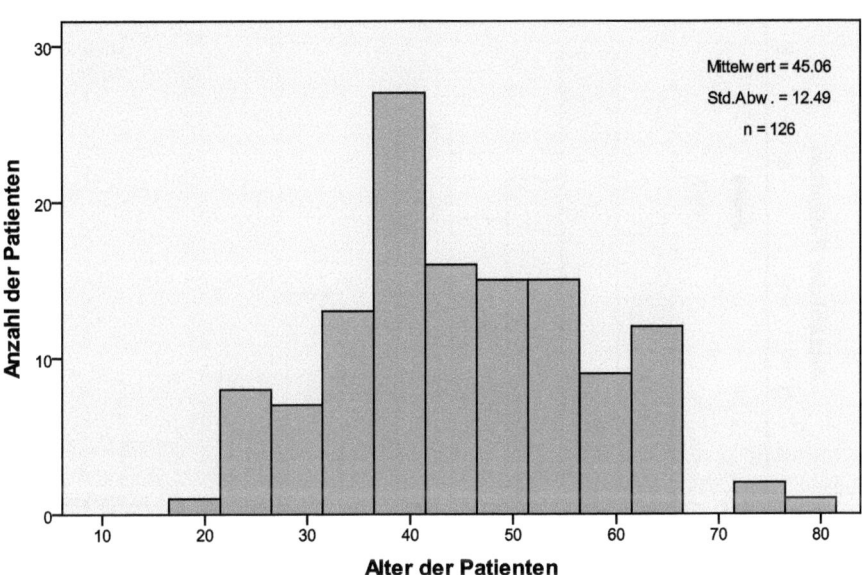

Abbildung 2: Histogramm der Altersverteilung von Psoriasis

In der Abbildung 2 ist das Histogramm der Altersverteilung von Patienten mit Psoriasis abgebildet. Rechts oben finden sich die statistischen Kennwerte Mittelwert, Standard Abweichung und Fallzahlen (n).

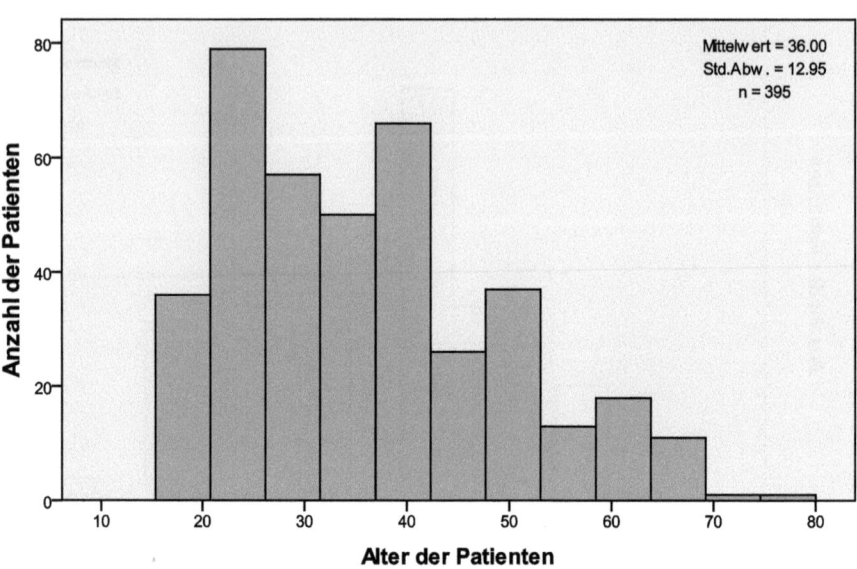

Abbildung 3: Histogramm der Altersverteilung für atopische Dermatitis

In der Abbildung 3 ist das Histogramm der Altersverteilung von Patienten mit atopischer Dermatitis abgebildet. Rechts oben finden sich die statistischen Kennwerte Mittelwert, Standard Abweichung und Fallzahlen (n).

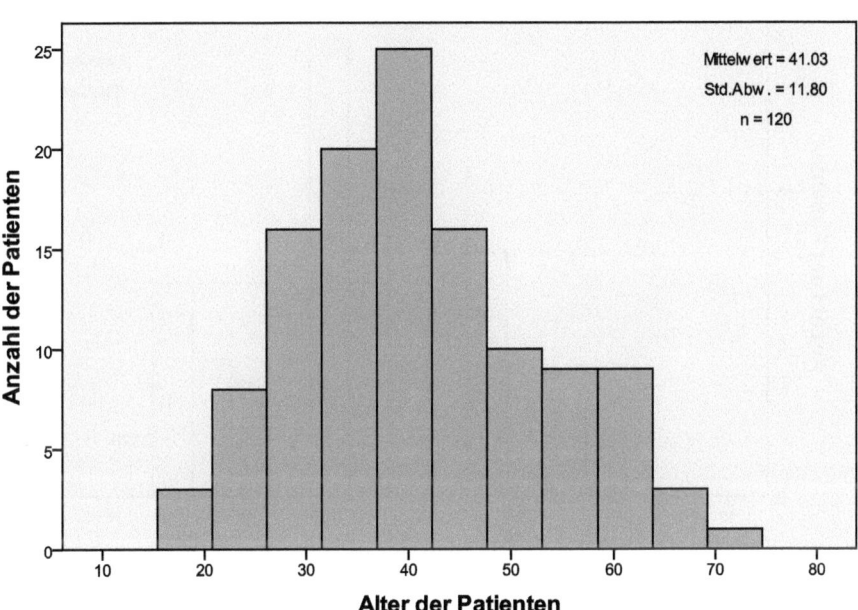

Abbildung 4: Histogramm der Altersverteilung von Vitiligo

In der Abbildung 4 ist das Histogramm der Altersverteilung von Patienten mit Vitiligo abgebildet. Rechts oben finden sich die statistischen Kennwerte Mittelwert, Standard Abweichung und Fallzahlen (n).

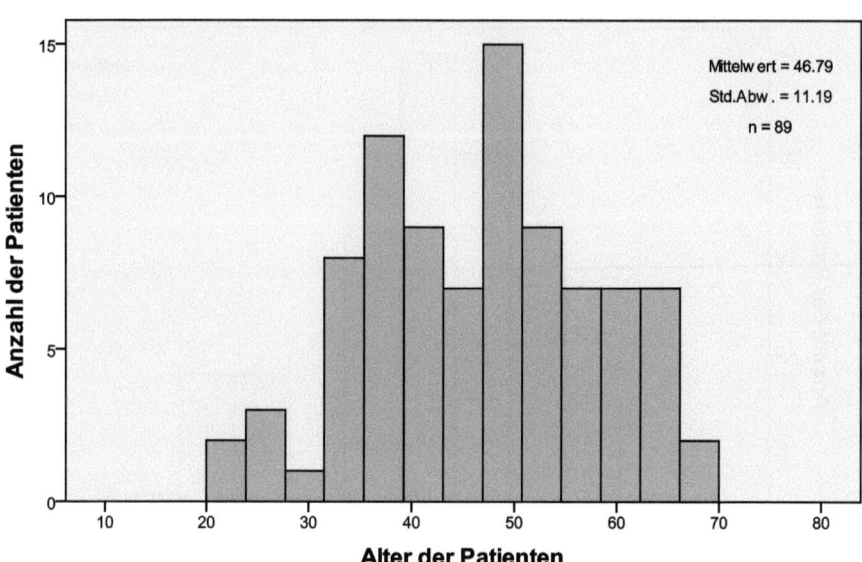

Abbildung 5: Histogramm der Altersverteilung von Urtikaria

In der Abbildung 5 ist das Histogramm der Altersverteilung von Patienten mit Urtikaria abgebildet. Rechts oben finden sich die statistischen Kennwerte Mittelwert, Standard Abweichung und Fallzahlen (n).

Tests auf Normalverteilung

	Kolmogorov-Smirnov[a]			Shapiro-Wilk		
	Statistik	df	Signifikanz	Statistik	df	Signifikanz
Psoriasis	,072	126	,180	,986	126	,202
Atop.Dermatitis	,086	395	,000	,945	395	,000
Vitiligo	,093	120	,013	,973	120	,015
Urtikaria	,067	89	,200	,985	89	,391

a. Signifikanzkorrektur nach Lilliefors

Abbildung 6: Tests auf Normalverteilung des Patientenalters (Derma)

Obige Abbildung ist aus dem Programm PASW Statistics 18 entnommen und zeigt die Ergebnisse der Tests auf Normalverteilung des Patientenalters der dermatologischen Patientengruppen.

Das Alter der Patienten mit atopischer Dermatitis und Vitiligo war in seiner Grundgesamtheit mit einem p-Wert von <0.001 beziehungsweise <0.05 nach dem Kolmogorov-Smirnov- und Shapiro-Wilk Test nicht normalverteilt. Das Alter der Patienten mit Psoriasis und Urtikaria hingegen folgte in seiner Grundgesamtheit einer Normalverteilung nach den besagten Tests.

Tabelle 6: Geschlechterverteilung von dermatologischen Erkrankungen

In Tabelle 6 ist die Geschlechterverteilung einzelner CIH mit Fallzahlen (n) und Reihenprozentangaben aufgelistet.

	Weibliches Geschlecht	Männliches Geschlecht
Psoriasis (n=126)	87 (69.0%)	39 (31.0%)
Atopische Dermatitis (n=395)	326 (82.5%)	69 (17.5%)
Vitiligo (n=120)	106 (88.3%)	14 (11.7%)
Urtikaria (n=89)	77 (86.5%)	12 (13.5%)
Gesamt (n=730)	596 (81.6%)	134 (18.4%)

Insgesamt überwog das weibliche Geschlecht im Patientenkollektiv mit einem Anteil von 81.8% und einer Anzahl von 596 von 730 Patienten deutlich. Verglichen mit der Gesamtrelation weiblich / männlich waren Patienten mit Psoriasis eher männlich (weiblicher Anteil von 69.0% oder 87 von 126 Patienten weiblich). Demgegenüber und im Vergleich zur besagten Gesamtrelation überwog das weibliche Geschlecht bei Patienten mit atopischer Dermatitis geringfügig (weiblicher Anteil 82.5% oder 326 von 395 Patienten). Stark dominierend war der Frauenanteil bei Patienten mit Vitiligo (weiblicher Anteil 88.3% oder 106 von 120 Patienten weiblich) und Urtikaria (weiblicher Anteil 86.5% oder 77 von 89 Patienten weiblich).

Chi-Quadrat-Tests

	Wert	df	Asymptotische Signifikanz (2-seitig)
Chi-Quadrat nach Pearson	18,541[a]	3	,000
Likelihood-Quotient	17,335	3	,001
Zusammenhang Linear-mit-Linear	12,591	1	,000
Anzahl der gültigen Fälle	730		

a. 0 Zellen (,0%) haben eine erwartete Häufigkeit kleiner 5. Die minimal erwartete Häufigkeit ist 16,34.

Abbildung 7: Ergebnisse der χ^2 Tests für die Variablen „dermatologische Erkrankungen" und „Geschlecht"

Obige Abbildung ist aus dem Programm PASW Statistics 18 entnommen und zeigt das Ergebnis der χ^2 Tests der (Kreuz)Tabelle 6. Hier wurde auf einen statistisch signifikanten Zusammenhang zwischen CIH und Geschlecht hin getestet.

Der Pearson's χ^2 Test aus Abbildung 7 war mit einem p-Wert von <0.001 signifikant und deutet auf einen statistisch signifikanten Zusammenhang zwischen verschiedenen CIH und der Geschlechtszugehörigkeit hin.

Tabelle 7: Wohnort (Alte versus Neue Bundesländer) dermatologischer Patienten

In Tabelle 7 sind Wohnorte (Alte versus Neue Bundesländer) für Patienten mit unterschiedlichen CIH mit Fallzahlen (n) und Reihenprozentangaben aufgelistet.

	Wohnort Neue Bundesländer	Wohnort Alte Bundesländer
Psoriasis (n=126)	71 (56.3%)	55 (43.7%)
Atopische Dermatitis (n=395)	231 (58.5%)	164 (41.5%)
Vitiligo (n=120)	25 (20.8%)	95 (79.2%)
Urtikaria (n=89)	78 (87.6%)	11 (12.4%)
Gesamt (n=730)	405 (55.5%)	325 (44.5%)

Insgesamt bestand das Patientenkollektiv aus etwas mehr Patienten aus den Neuen Bundesländern (405 von 730 Patienten oder 55.5%) als aus den Alten Bundesländern (325 von 730 Patienten oder 44.5%). Verglichen mit der Gesamtrelation Neue / Alte Bundesländer stammten Patienten mit Psoriasis (71 von 126 Patienten oder 56.3%) und atopischer Dermatitis (231 von 395 oder 58.5%) etwas häufiger aus den Neuen Bundesländern. Patienten mit Vitiligo waren deutlich seltener aus den Neuen Bundesländern (25 von 120 Patienten oder 20.8%), wohingegen Patienten mit Urtikaria (78 von 89 Patienten oder 87.6%) zum großen Teil aus ebensolchen stammten.

Chi-Quadrat-Tests

	Wert	df	Asymptotische Signifikanz (2-seitig)
Chi-Quadrat nach Pearson	97,066[a]	3	,000
Likelihood-Quotient	105,013	3	,000
Zusammenhang Linear-mit-Linear	1,530	1	,216
Anzahl der gültigen Fälle	730		

a. 0 Zellen (,0%) hatten eine erwartete Häufigkeit kleiner 5. Die minimale erwartete Häufigkeit ist 39,62.

Abbildung 8: Ergebnisse der χ^2 Tests für die Variablen „dermatologische Erkrankungen" und „Wohnort"

Obige Abbildung ist aus dem Programm PASW Statistics 18 entnommen und zeigt das Ergebnis der χ^2 Tests der (Kreuz)Tabelle 7. Hier wurde auf einen statistisch signifikanten Zusammenhang zwischen CIH und Wohnort (Alte versus Neue Bundesländer) hin getestet.

Der Pearson's χ^2 Test aus Abbildung 8 war mit einem p-Wert von <0.001 signifikant und deutet auf einen statistisch signifikanten Zusammenhang zwischen verschiedenen CIH und dem Wohnort (Alte versus Neue Bundesländer) hin.

Tabelle 8: Übersicht der Altersverteilung von PS

Folgende Tabelle gibt einen Überblick über die Altersverteilung mit Mittelwert und Standardabweichung (SD) sowie Fallzahlen (n) mit Spaltenprozentangaben der einzelnen PS.

	Alter (Mittelwert +/-SD)	Gesamt (Spaltenprozent)
F30-39 (n=197)	41.8 +/-12.8	27.0%
F40 (n=204)	36.9 +/-11.9	27.9%
F43 (n=162)	41.9 +/-14.2	22.2%
F60 (n=49)	40.1 +/-15.0	6.7%
Keine PS (n=118)	38.0 +/-12.8	16.2%
Gesamt (n=730)	39.7 +/-13.2	100.0%

Der Mittelwert des Alters von 730 dermatologischen Patienten war 39.7 +/- 13.2 Jahre Standardabweichung (SD). Patienten mit phobischen Störungen (F40; 36.9 +/-11.9 Jahre SD) und keiner psychischen Störung (38.0 +/-12.8 Jahre SD) waren jünger im Vergleich zu Patienten mit affektiven Störungen (F30-39; 41.8 +/-12.8 Jahre SD), Patienten mit Reaktionen auf schwere Belastung und Anpassungsstörungen (F43; 41.9 +/-14.2 Jahre SD) und spezifischen Persönlichkeitsstörungen (F60; 40.1 +/-15.0 Jahre SD). Diese Relation ist auch in Abbildung 9 veranschaulicht. Betrachtet man die Fallzahlen psychischer Störungen, so fällt auf dass Patienten mit F40 (n=204, 27.9%) und F30-39 (n=197, 27%) am häufigsten vorkamen - gefolgt von Patienten mit F43 (n=162, 22.2%) und keiner psychischen Störung. Patienten mit F60 war am seltensten vertreten (n=49, 6.7%).

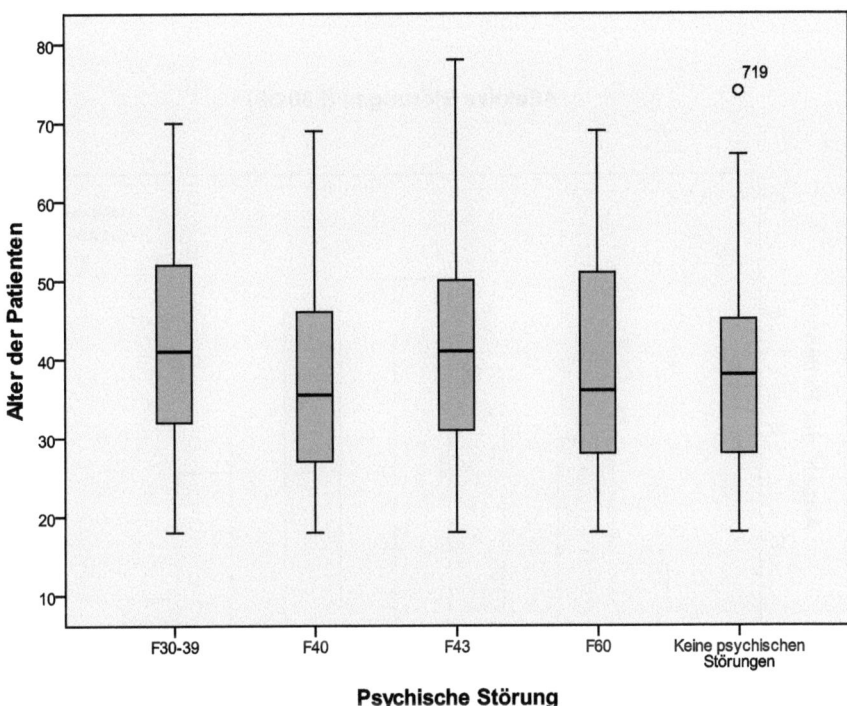

Abbildung 9: Boxplot-Diagramm der Altersverteilung der PS

In dem dargestellten Boxplot-Diagramm sind die Altersverteilungen der einzelnen PS in der sogenannten Fünf-Punkte-Zusammenfassung mit Median, unterer (25%) und oberer (75%) Quartile und beiden Whiskern abgebildet.

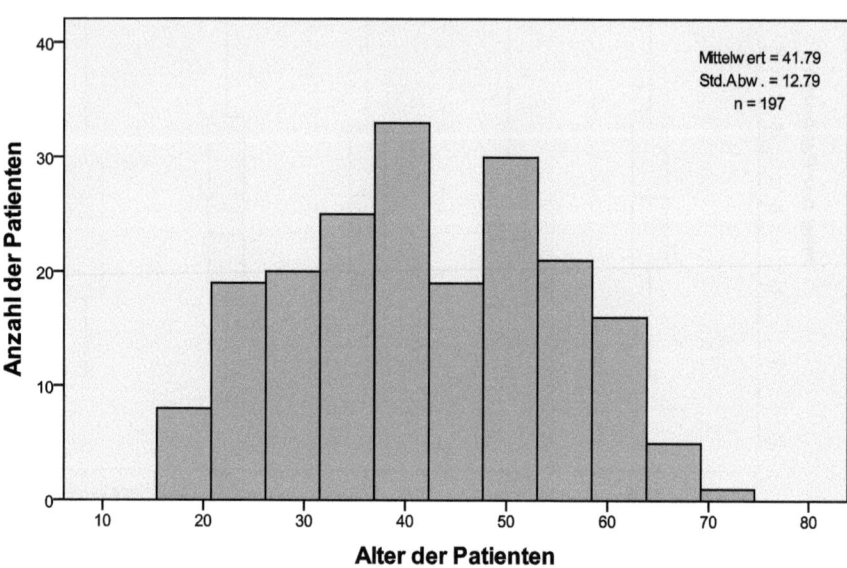

Abbildung 10: Histogramm der Altersverteilung von F30-39

In der Abbildung 10 ist das Histogramm der Altersverteilung von Patienten mit affektiven Störungen (F30-39) abgebildet. Rechts oben finden sich die statistischen Kennwerte Mittelwert, Standard Abweichung und Fallzahlen (n).

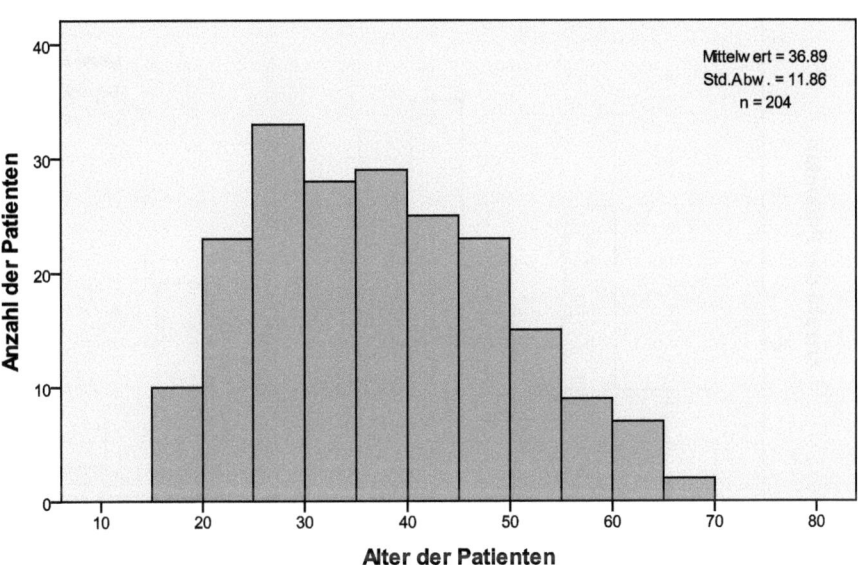

Abbildung 11: Histogramm der Altersverteilung von F40

In der Abbildung 11 ist das Histogramm der Altersverteilung von Patienten mit phobischen Störungen (F40) abgebildet. Rechts oben finden sich die statistischen Kennwerte Mittelwert, Standard Abweichung und Fallzahlen (n).

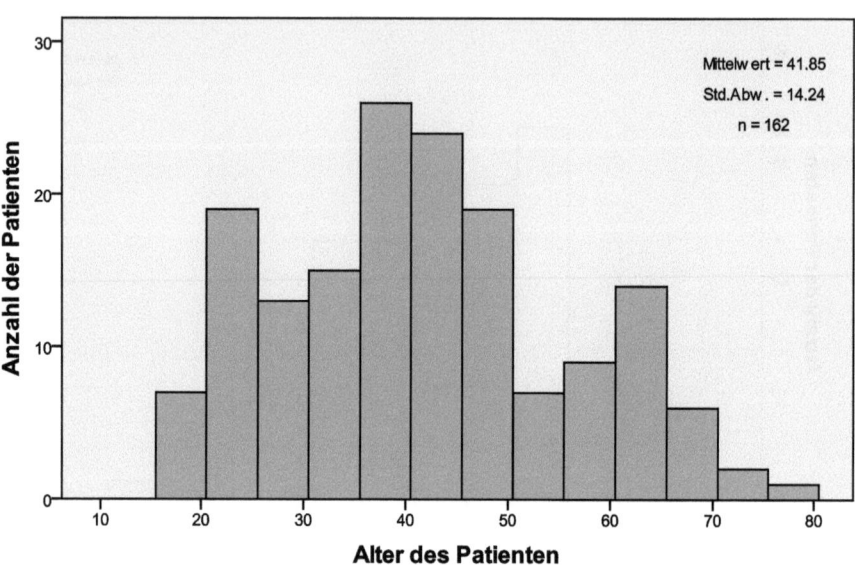

Abbildung 12: Histogramm der Altersverteilung von F43

In der Abbildung 12 ist das Histogramm der Altersverteilung von Patienten mit Reaktionen auf schwere Belastung und Anpassungsstörungen (F43) abgebildet. Rechts oben finden sich die statistischen Kennwerte Mittelwert, Standard Abweichung und Fallzahlen (n).

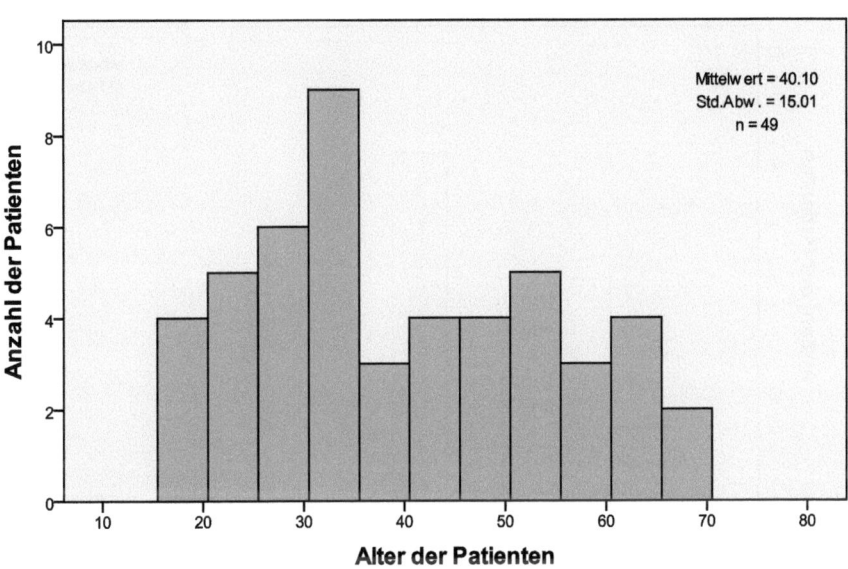

Abbildung 13: Histogramm der Altersverteilung von F60

In der Abbildung 13 ist das Histogramm der Altersverteilung von Patienten mit spezifischen Persönlichkeitsstörungen (F60) abgebildet. Rechts oben finden sich die statistischen Kennwerte Mittelwert, Standard Abweichung und Fallzahlen (n).

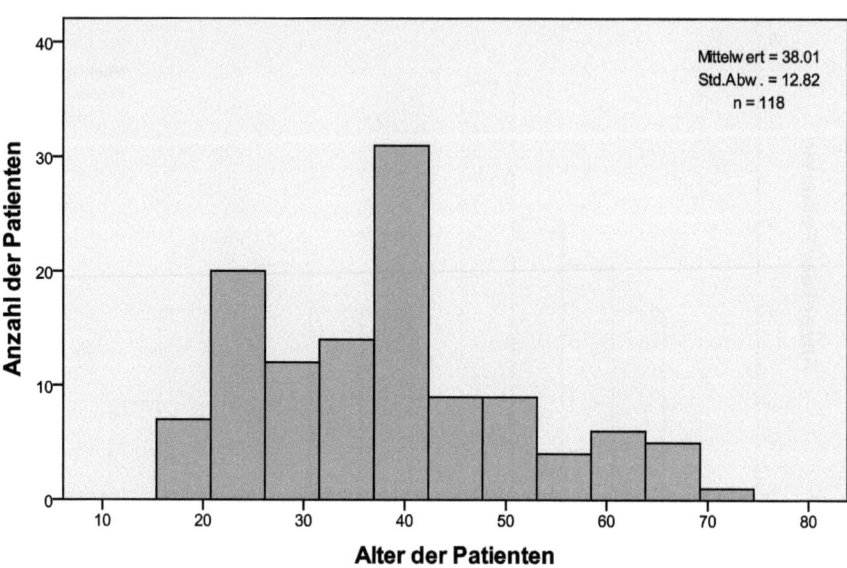

Abbildung 14: Histogramm der Altersverteilung von Patienten ohne PS

In der Abbildung 14 ist das Histogramm der Altersverteilung von Patienten ohne PS abgebildet. Rechts oben finden sich die statistischen Kennwerte Mittelwert, Standard Abweichung und Fallzahlen (n).

Tests auf Normalverteilung

	Kolmogorov-Smirnov[a]			Shapiro-Wilk		
	Statistik	df	Signifikanz	Statistik	df	Signifikanz
Keine psych. Störung	,094	118	,012	,955	118	,001
F30-39	,063	197	,052	,977	197	,003
F40	,075	204	,008	,969	204	,000
F43	,069	162	,056	,970	162	,002
F60	,138	49	,020	,940	49	,015

a. Signifikanzkorrektur nach Lilliefors

Abbildung 15: Tests auf Normalverteilung des Patientenalters (Psyche)

Obige Abbildung ist aus dem Programm PASW Statistics 18 entnommen und zeigt die Ergebnisse der Tests auf Normalverteilung des Alters der Patienten mit verschiedenen PS.

Das Alter der Patienten ohne PS und der Patienten mit phobischen Störungen (F40) und spezifischen Persönlichkeitsstörungen (F60) war in seiner Grundgesamtheit mit einem p-Wert von je <0.05 nach dem Kolmogorov-Smirnov- und Shapiro-Wilk Test nicht normalverteilt. Das Alter der Patienten mit affektiven Störungen (F30-39) und Patienten mit Reaktionen auf schwere Belastung und Anpassungsstörungen (F43) hingegen folgte in seiner Grundgesamtheit einer Normalverteilung nach den besagten Tests.

Tabelle 9: Geschlechterverteilung von PS

In Tabelle 9 ist die Geschlechterverteilung einzelner PS mit Fallzahlen (n) und Reihenprozentangaben aufgelistet.

	Weibliches Geschlecht	Männliches Geschlecht
F30-39 (n=197)	173 (87.8%)	24 (12.2%)
F40 (n=204)	162 (79.4%)	42 (20.6%)
F43 (n=162)	138 (85.2%)	24 (14.8%)
F60 (n=49)	36 (73.5%)	13 (26.5%)
Keine PS (n=118)	87 (73.7%)	31 (26.3%)
Gesamt (n=730)	596 (81.6%)	134 (18.4%)

Insgesamt überwog das weibliche Geschlecht im Patientenkollektiv mit einem Anteil von 81.8% und einer Anzahl von 596 von 730 Patienten deutlich. Verglichen mit der Gesamtrelation weiblich / männlich waren Patienten mit affektiven Störungen (F30-39; weiblicher Anteil von 87.8% oder 173 von 197 Patienten) und Reaktionen auf schwere Belastung und Anpassungsstörungen (F43; weiblicher Anteil von 85.2% oder 138 von 162 Patienten) eher weiblich. Demgegenüber und im Vergleich zur besagten Gesamtrelation war der Frauenanteil bei phobischen Störungen (F40; weiblicher Anteil von 79.4% oder 162 von 204 Patienten), spezifischen Persönlichkeitsstörungen (F60; weiblicher Anteil von 73.5% oder 36 von 49 Patienten) und Patienten ohne PS (weiblicher Anteil von 73.7% oder 87 von 118 Patienten) geringfügig niedriger.

Chi-Quadrat-Tests

	Wert	df	Asymptotische Signifikanz (2-seitig)
Chi-Quadrat nach Pearson	14,161[a]	4	,007
Likelihood-Quotient	14,097	4	,007
Zusammenhang linear-mit-linear	,122	1	,727
Anzahl der gültigen Fälle	730		

a. 0 Zellen (,0%) haben eine erwartete Häufigkeit kleiner 5. Die minimale erwartete Häufigkeit ist 8,99.

Abbildung 16: Ergebnisse der χ^2 Tests für die Variablen „psychische Störung" und „Geschlecht"

Obige Abbildung ist aus dem Programm PASW Statistics 18 entnommen und zeigt das Ergebnis der χ^2 Tests der (Kreuz)Tabelle 9. Hier wurde auf einen statistisch signifikanten Zusammenhang zwischen PS und Geschlecht hin getestet.

Der Pearson´s χ^2 Test aus Abbildung 16 war mit einem p-Wert von <0.05 signifikant und deutet auf einen statistisch signifikanten Zusammenhang zwischen verschiedenen PS und der Geschlechtszugehörigkeit hin.

Tabelle 10: Wohnort (Alte versus Neue Bundesländer) von Patienten mit PS

In Tabelle 10 sind Wohnorte (Alte versus Neue Bundesländer) für Patienten mit unterschiedlichen PS mit Fallzahlen (n) und Reihenprozentangaben aufgelistet.

	Wohnort Neue Bundesländer	Wohnort Alte Bundesländer
F30-39 (n=197)	111 (56.3%)	86 (43.7%)
F40 (n=204)	109 (53.4%)	95 (46.6%)
F43 (n=162)	88 (54.3%)	74 (45.7%)
F60 (n=49)	36 (73.5%)	13 (26.5%)
Keine PS (n=118)	61 (51.7%)	57 (48.3%)
Gesamt (n=730)	405 (55.5%)	325 (44.5%)

Insgesamt bestand das Patientenkollektiv aus etwas mehr Patienten aus den Neuen (405 von 730 Patienten oder 55.5%) als aus den Alten Bundesländern (325 von 730 Patienten oder 44.5%). Verglichen mit der Gesamtrelation Neue / Alte Bundesländer waren Patienten mit phobischen Störungen (F30-39; 111 von 197 Patienten oder 56.3%) etwas häufiger aus den Neuen Bundesländer, wohingegen Patienten mit phobischen Störungen (F40; 109 von 204 Patienten oder 53.4%), Reaktionen auf schwere Belastung und Anpassungsstörungen (F43; 88 von 162 Patienten oder 54.3%) und Patienten ohne PS (61 von 118 Patienten oder 51.7%) zu etwas geringerem Anteil aus ebensolchen stammten. Patienten mit spezifischen Persönlichkeitsstörungen (F60; 36 von 49 Patienten oder 73.5%) stammten deutlich häufiger aus den Neuen Bundesländern.

Chi-Quadrat-Tests

	Wert	df	Asymptotische Signifikanz (2-seitig)
Chi-Quadrat nach Pearson	7,599[a]	4	,107
Likelihood-Quotient	7,937	4	,094
Zusammenhang linear-mit-linear	2,165	1	,141
Anzahl der gültigen Fälle	730		

a. 0 Zellen (,0%) haben eine erwartete Häufigkeit kleiner 5. Die minimal erwartete Häufigkeit ist 21,82.

Abbildung 17: Ergebnisse der χ^2 Tests für die Variablen „psychische Störungen" und „Wohnort"

Obige Abbildung ist aus dem Programm PASW Statistics 18 entnommen und zeigt das Ergebnis der χ^2 Tests der (Kreuz)Tabelle 10. Hier wurde auf einen statistisch signifikanten Zusammenhang zwischen PS und Wohnort (Alte versus Neue Bundesländer) hin getestet.

Der Pearson's χ^2 Test aus Abbildung 17 war mit einem p-Wert von 0.107 nicht signifikant und deutet darauf hin, dass kein statistisch signifikanter Zusammenhang zwischen verschiedenen PS und dem Wohnort (Alte versus Neue Bundesländer) besteht.

Tabelle 11: Patienten mit PS versus Patienten ohne PS bei verschiedenen CIH

Tabelle 11 zeigt nach dermatologischen Patientengruppen aufgeteilt, bei wie vielen Patienten PS vorliegen beziehungsweise nicht vorliegen. Zusätzlich sind Fallzahlen (n) und Reihenprozentangaben aufgelistet.

	PS präsent	Keine PS
Psoriasis (n=126)	104 (82.5%)	22 (17.5%)
Atop. Dermatitis (n=395)	333 (84.3%)	62 (15.7%)
Vitiligo (n=120)	100 (83.3%)	20 (16.7%)
Urtikaria (n=89)	75 (84.3%)	14 (15.7%)
Gesamt (n=730)	612 (83.8%)	118 (16.2%)

Der Anteil von Patienten mit PS war über alle dermatologischen Patientengruppen hinweg nahezu gleich und lag im Gesamtdurchschnitt bei 83.8% (612 von 730 Patienten). Der Anteil der PS bei den verschiedenen dermatologischen Erkrankungen war wie folgt: Psoriasis 82.5% (104 von 126 Patienten), atopische Dermatitis 84.3% (333 von 395 Patienten), Vitiligo 83.3% (100 von 120 Patienten) und Urtikaria 84.3% (75 von 89 Patienten).

Chi-Quadrat-Tests

	Wert	df	Asymptotische Signifikanz (2-seitig)
Chi-Quadrat nach Pearson	,255[a]	3	,968
Likelihood-Quotient	,252	3	,969
Zusammenhang Linear-mit-Linear	,043	1	,836
Anzahl der gültigen Fälle	730		

a. 0 Zellen (,0%) haben eine erwartete Häufigkeit kleiner 5. Die minimale erwartete Häufigkeit ist 14,39.

Abbildung 18: Ergebnisse der χ^2 Tests für die Variablen „PS präsent" und „dermatologische Erkrankungen"

Obige Abbildung ist aus dem Programm PASW Statistics 18 entnommen und zeigt das Ergebnis der χ^2 Tests der (Kreuz)Tabelle 11. Hier wurde auf einen statistisch signifikanten Zusammenhang zwischen dem Vorhandensein von PS und unterschiedlichen CIH hin getestet.

Der Pearson's χ^2 Test aus Abbildung 18 war mit einem p-Wert von 0.968 nicht signifikant und deutet darauf hin, dass kein statistisch signifikanter Zusammenhang zwischen dem Vorhandensein von PS und verschiedenen dermatologischen Erkrankungen besteht.

Tabelle 12: Verteilung PS in Bezug zu dermatologischen Erkrankungen

In Tabelle 12 ist die Verteilung von PS auf dermatologische Erkrankungen mit Fallzahlen (n) und Reihenprozentangaben aufgelistet.

	F30-39	F40	F43	F60	Keine PS
Psoriasis (n=126)	38 (30.2%)	27 (21.4%)	29 (23.0%)	10 (7.9%)	22 (17.5%)
Atop. Der. (n=395)	112 (28.4%)	112 (28.4%)	82 (20.8%)	27 (6.8%)	62 (15.7%)
Vitiligo (n=120)	25 (20.8%)	36 (30.0%)	37 (30.8%)	2 (1.7%)	20 (16.7%)
Urtikaria (n=89)	22 (24.7%)	29 (32.6%)	14 (15.7%)	10 (11.2%)	14 (15.7%)
Gesamt (n=730)	197 (27.0%)	204 (27.9%)	162 (22.2%)	49 (6.7%)	118 (16.2%)

Bei 126 Psoriasis Patienten wurde folgende Verteilung von PS registriert: F30-39 in 30.2% (n=38), F40 in 21.4% (n=27), F43 in 23.0% (n=29), F60 in 7.9% (n=10) und keine psychische Störung in 17.5% (n=22) der Fälle. Bei 395 Patienten mit atopischer Dermatitis wurde folgende Verteilung von PS aufgenommen: F30-39 in 28.4% (n=112), F40 in 28.4% (n=112), F43 in 20.8% (n=82), F60 in 6.8% (n=27) und keine psychische Störung in 15.7% (n=62) der Fälle. Bei 120 Patienten mit Vitiligo wurde folgende Verteilung von PS registriert: F30-39 in 20.8% (n=25), F40 in 30.0% (n=36), F43 in 30.8% (n=37), F60 in 1.7% (n=2) und keine psychische Störung in 16.7% (n=20) der Fälle. Bei 89 Patienten mit Urtikaria wurde folgende Verteilung von PS aufgenommen: F30-39 in 24.7% (n=22), F40 in 32.6% (n=29), F43 in 15.7% (n=14), F60 in 11.2% (n=10) und keine psychische Störung in 15.7% (n=14) der Fälle. Von insgesamt 730 dermatologischen Patienten wurde F30-39 in 27.0% (n=197), F40 in 27.9% (n=204), F43 in 22.2% (n=162), F60 in 6.7%

(n=49) und keine psychische Störung in 16.2% (n=118) der Fälle diagnostiziert.

Chi-Quadrat-Tests

	Wert	df	Asymptotische Signifikanz (2-seitig)
Chi-Quadrat nach Pearson	19,287[a]	12	,082
Likelihood-Quotient	20,807	12	,053
Zusammenhang Linear-mit-Linear	,415	1	,519
Anzahl der gültigen Fälle	730		

a. 0 Zellen (,0%) haben eine erwartete Häufigkeit kleiner 5. Die minimale erwartete Häufigkeit ist 5,97.

Abbildung 19: Ergebnisse der χ^2 Tests für die Variablen „psychische Störungen" und „dermatologische Erkrankungen"

Obige Abbildung ist aus dem Programm PASW Statistics 18 entnommen und zeigt das Ergebnis der χ^2 Tests der (Kreuz)Tabelle 12. Hier wurde auf einen statistisch signifikanten Zusammenhang zwischen einzelnen PS und dermatologischen Erkrankungen hin getestet.

Der Pearson's χ^2 Test aus Abbildung 19 war mit einem p-Wert von 0.082 nicht signifikant und deutet darauf hin, dass kein statistisch signifikanter Zusammenhang zwischen den einzelnen PS und den verschiedenen dermatologischen Erkrankungen besteht.

Tabelle 13: Logistische Regressionsanalyse

Auflistung der Ergebnisse der logistischen Regressionsanalyse mit Odds Ratio (OR) und 95% Konfidenzintervall (CI). Die beiden Confounder Geschlecht und Alter, sowie psychische Störungen wurden als unabhängige Variablen eingegeben. Dermatologische Erkrankungen wurden als abhängige Variablen kalkuliert. Die Referenzgruppe für dermatologische Variablen ist „Urtikaria" und die Referenzgruppe für psychische Variablen ist „keine psychischen Störungen".

	Psoriasis	Atopische Dermatitis	Vitiligo
Geschlecht	3.05 (1.47-6.33)	1.20 (0.60-2.38)	0.80 (0.35-1.86)
Alter	0.99 (0.97-1.01)	0.93 (0.91-0.95)	0.96 (0.94-0.99)
F30-39	1.37 (0.57-3.27)	1.57 (0.72-3.42)	0.90 (0.36-2.23)
F40	0.60 (0.25-1.43)	0.81 (0.39-1.70)	0.81 (0.35-1.91)
F43	1.59 (0.62-4.09)	1.82 (0.78-4.27)	2.17 (0.85-5.55)
F60	0.71 (0.23-2.17)	0.73 (0.27-1.97)	0.16 (0.03-0.85)

In der logistischen Regressionsanalyse wurde ein statistisch signifikanter Zusammenhang zwischen Psoriasis und Geschlecht (p-Wert <0.01, OR 3.05, 95% CI 1.47-6.33) und für Vitiligo und Persönlichkeitsstörungen (p-Wert <0.05, OR 0.16, 95% CI 0.03-0.85) nachgewiesen. Die Variable Alter assoziierte statistisch signifikant mit atopischer Dermatitis (p-Wert <0.05, OR 0.93, 95% CI 0.91-0.95) und Vitiligo (p-Wert <0.001, OR 0.96, 95% CI 0.94-0.99). Anders ausgedrückt hatten männliche Patienten nahezu drei Mal so hohe Chancen an Psoriasis zu leiden statt an Urtikaria und bei Patienten mit spezifischen Persönlichkeitsstörungen war es etwa sechs Mal weniger wahrscheinlich, dass sie an Vitiligo statt an Urtikaria erkrankt waren. Auch waren Patienten mit atopischer Dermatitis und Vitiligo statistisch signifikant jünger als Patienten mit Vitiligo und Urtikaria. Alle anderen Zusammenhänge zwischen besagten unabhängigen und abhängigen Variablen waren statistisch nicht signifikant.

5 Diskussion

5.1 Demographische Aspekte

Demographische Aspekte sind in der Dermatologie insofern interessant, da wir uns in einer Phase des demographischen Wandels befinden, in dem sich auch das Auftreten und die Verteilung von Hauterkrankungen ändert [23]. Der Alterungsprozess der Haut mit steigenden Lebensjahren und die zunehmende Inzidenz des malignen Melanoms [107] infolge kumulativer exogener Noxen in Form von UV Strahlung seien an dieser Stelle als Beispiele genannt. Außerdem ist Wissen über demographische Gesichtspunkte für den behandelnden Arzt von großem Vorteil. Weiß er beispielsweise, dass atopische Dermatitis in der Regel ihre klinische Erstmanifestation früher als Psoriasis zeigt, kann ihm dies die Diagnosestellung bei Kindern erleichtern.

Die in dieser Studie untersuchten demographischen Faktoren waren Alter, Geschlecht und Wohnort (Alte versus Neue Bundesländer) und werden im folgendem in Gegenüberstellung zu einzelnen dermatologischen Erkrankungen und psychischen Störungen beschrieben.

5.1.1 Prävalenz und Altersverteilung von CIH

Wie in den Übersichtstabellen 5 und 8 dargestellt, war das mittlere Alter der 730 einbezogenen Patienten 39.7 +/-13.2 Jahre SD. Patienten die an atopischer Dermatitis (36.0 +/-13.0 Jahre SD) und Vitiligo (41.0 +/-11.8 Jahre SD) litten waren im Vergleich jünger als Patienten mit Psoriasis (45.1 +/-12.5 Jahre SD) und Urtikaria (46.8 +/-11.2 Jahre SD). Diese Relation ist auch in Abbildung 1 veranschaulicht.

Betrachtet man die Fallzahlen der dermatologischen Erkrankungen unserer Studie, war wie zu erwarten die atopische Dermatitis mit 395 Patienten (54.1% aller Patienten) am häufigsten vertreten. Dies ist nicht verwunderlich, bedenkt man dass die atopische Dermatitis (auch Neurodermitis genannt) die häufigste chronisch-entzündliche Hauterkrankung im Kindesalter darstellt, deren Häufigkeit in den letzten Jahrzehnten auch bei Erwachsenen deutlich angestiegen ist [52]. Im Kindesalter zählt die atopische Dermatitis mit einer Prävalenz von 10-20% zu den häufigsten Erkrankungen [10, 29, 121]. Schultz Larsen et al [102] fanden in einer Studie von 3000 nordeuropäischen Schulkindern atopische Dermatitis zu 15.6% vorliegend. Laughter et al [60] beschrieben für 1225 Schulkinder aus Oregon, USA sogar eine Prävalenz von 17.2%. Zur Prävalenz der atopischen Dermatitis im Erwachsenenalter liegen in der Literatur unterschiedliche Zahlen vor: Nach dem Bundes-Gesundheitssurvey von 1998 [47] und nach Fritsch [29] liegt Prävalenz im Erwachsenenalter bei 1-3%, während Wolff und Johnson [121] die Prävalenz auf 7-15% schätzen. Verglichen mit atopischer Dermatitis waren die Fallzahlen für Psoriasis (n=126, 17.3% aller Patienten) und Vitiligo (n=120, 16.4% aller Patienten) in der vorliegenden Arbeit geringer. Die geschätzte Prävalenz von Vitiligo in der Bevölkerung wird mit 1-2% beziffert [12, 85, 122]. Die Prävalenz von Psoriasis liegt in westlichen Ländern bei etwa 1.5 bis

2% [14, 31, 35, 124]. Unter unseren Patienten machte die dermatologische Diagnose chronische Urtikaria mit 89 Patienten (12.2% aller Patienten) den geringsten Anteil aus. In der Allgemeinbevölkerung findet sich eine Prävalenz von chronischer Urtikaria von 0.5-1.3% [71, 77]. Andere Autoren schätzen die Prävalenz auf 0.05 bis 0.5% [15, 32].

5.1.2 Prävalenz und Altersverteilung von PS

Wie in den Übersichtstabellen 5 und 8 dargestellt, war das mittlere Alter der 730 einbezogenen Patienten 39.7 +/-13.2 Jahre SD. Patienten mit phobischen Störungen (F40; 36.9 +/-11.9 Jahre SD) und keiner psychischen Störung (38.0 +/-12.8 Jahre SD) waren jünger im Vergleich zu Patienten mit affektiven Störungen (F30-39; 41.8 +/-12.8 Jahre SD), Patienten mit Reaktionen auf schwere Belastung und Anpassungsstörungen (F43; 41.9 +/-14.2 Jahre SD) und spezifischen Persönlichkeitsstörungen (F60; 40.1 +/-15.0 Jahre SD). Diese Relation ist auch in Abbildung 9 veranschaulicht.

Die Auflistung der Fallzahlen der Patienten unserer Studie zeigte, dass die ICD-10 Diagnosen F40 (n=204, 27.9%) und F30-39 (n=197, 27%) am häufigsten vorkamen - gefolgt von Patienten mit F43 (n=162, 22.2%) und Patienten ohne psychische Störung (n=118, 16.2%). Patienten mit F60 waren am seltensten vertreten (n=49, 6.7%).

Ein Problem bei Aussagen zur Prävalenz von PS in der Allgemeinbevölkerung ist die mangelhafte Datenlage. Anders als bei Hauterkrankungen sind PS unter Umständen sehr schwer zu diagnostizieren. Die Dunkelziffer an nicht diagnostizierten PS ist hoch, da viele Patienten erst gar nicht die Betreuung durch einen Psychiater oder Psychologen suchen. Oftmals sind sich die Patienten ihrer Krankheit gar nicht bewusst, oder räumen ihr aufgrund ihres nicht sichtbaren Charakters keine Bedeutung zu. Außerdem ist es nicht selten dass PS vom konsultierten Arzt erst gar nicht diagnostiziert werden. Ein weiteres Problem ist die Diagnosestellung und Klassifikation von PS. Die gängigsten Einteilungen sind sicher das ICD-10 und das DSM-IV, doch daneben existieren zahlreiche Screeningmethoden und andere Einteilungsmöglichkeiten, die Vergleiche schwierig machen. Ein weiteres Problem ist die Fluktuation von PS im Laufe des Lebens. Zu einem

Zeitpunkt mag bei einem Patienten eine psychische Erkrankung vorliegen, zu einem anderen nicht. Auch hierunter unterscheiden sich „permanente" CIH von möglicherweise „vorrübergehenden" PS. Aus besagten Gründen sind epidemiologische Beschreibungen für PS ungleich schwerer zu treffen als für CIH. Einige Autoren haben sich dennoch daran versucht wie in folgender Tabelle dargestellt:

Tabelle 14: Literaturrecherche zur Prävalenz von PS in der Allgemeinbevölkerung

Folgende Tabelle gibt einen Überblick über die Verteilung von PS in der Allgemeinbevölkerung. Gelistet sind zitierte Autoren mit Jahresangabe der Veröffentlichung und Land der Datenerhebung, Größe der untersuchten Stichprobe, die Methoden mit denen die PS diagnostiziert beziehungsweise klassifiziert wurden und die Prävalenz einzelner PS mit Prozentzahlen.

Autor	Patientenkollektiv aus der Allgemeinbevölkerung	Psychologisches Assessment	Verteilung von PS

Bijl RV et al, Holland 1998 [8]	n = 7076	• DSM-III-R[I]
		• CIDI[II]
			• Psychische Störungen:
			  o Lebenszeitprävalenz 41.2%
			  o 12 Monatsprävalenz 23.3%
			• Affektive Störungen:
			  o Lebenszeitprävalenz 19.0%
			  o 12 Monatsprävalenz 7.6%
			• Angststörungen:
			  o Lebenszeitprävalenz 19.3%
			  o 12 Monatsprävalenz 12.4%

Boyle MH et al, Kanada 1996 [9]	n = 9953	• DSM-III-R[I]
		• UM-CIDI[III]
			• Psychische Störungen :
			  o Lebenszeitprävalenz 35%
			  o 12 Monatsprävalenz 18%
			• Affektive Störungen 4.8% 12 Monatsprävalenz
			• Angststörungen 12.4% 12 Monatsprävalenz

Jacobi F et al, Deutschland 2004 [50]	n = 4181	• DSM-IV[IV]
		• M-CIDI[V]
			• Psychische Störungen :
			  o Lebenszeitprävalenz 43%
			  o 12 Monatsprävalenz 31%

Kessler RC et al, USA 1994 [58]	(keine Angaben)	• DSM-III-R[I]
		• UM-CIDI[III]
			• Psychische Störungen :
			  o Lebenszeitprävalenz 48%
			  o 12 Monatsprävalenz 29%
			• Affektive Störungen 11.3% 12 Monatsprävalenz
			• Angststörungen 17.2% 12 Monatsprävalenz

[I] Diagnostic and Statistical Manual of Mental Disorders III Revision
[II] Composite International Diagnostic Interview
[III] University of Michigan Composite International Diagnostic Interview
[IV] Diagnostic and Statistical Manual of Mental Disorders-IV
[V] Münchner Composite International Diagnostic Interview

Wie obige Tabelle veranschaulicht sind PS in der Allgemeinbevölkerung relativ häufig. Je nach Einteilung ist die Lebenszeitprävalenz für PS etwa zwischen 40 und 50% und die 12 Monatsprävalenz um die 30% für die Länder USA, Niederlande und Deutschland. In Kanada scheinen PS etwas seltener vorzukommen. Affektive Störungen und Angststörungen zählten jeweils zu den häufigsten PS.

Für spezifische Persönlichkeitsstörungen und Reaktionen auf schwere Belastung und Anpassungsstörungen liegen deutlich weniger Daten vor. Nach Litz und Roemer [61] liegt die posttraumatische Belastungsstörung (F43.1; Eine Untergruppe zu Reaktionen auf schwere Belastung und Anpassungsstörungen nach ICD-10) in der Allgemeinbevölkerung der USA mit einer Punktprävalenz von 5-10% vor. In einer deutschen Studie lag die Prävalenz deutlich niedriger: Nach Perkonigg et al [79] fanden sich bei 1% der Männer und 2.2% der Frauen eine posttraumatische Belastungsstörung. Die Studie umfasste 4263 Einwohner aus der Münchner Region, jedoch wurden nur Personen im Alter von 14 bis 24 Jahre untersucht. Zur Prävalenz von Persönlichkeitsstörungen liegen noch weniger Daten vor. Nach Tress et al [109] und Wittchen und Hoyer [119] liegt bei 5-10% der Bevölkerung eine Persönlichkeitsstörung vor.

Allerdings lassen sich aus allgemein-epidemiologischen Untersuchungen nur bedingt Vergleiche zur Prävalenz von PS bei dermatologischen Patienten ableiten. Bei den Untersuchungen zu PS in der Allgemeinbevölkerung handelte es sich meistens um Lebenszeitprävalenzen beziehungsweise um 12 Monatsprävalenzen (Tabelle 14). Im Gegensatz dazu wurden die Prävalenzen von PS bei dermatologischen Patienten fast ausschließlich mit Punktprävalenzen angegeben. Es ist anzunehmen, dass Punktprävalenzen deutlich niedriger liegen als Lebenszeitprävalenzen oder 12

Monatsprävalenzen. Auf die Prävalenzen von PS bei dermatologischen Patienten wird im Folgendem unter Punkt 5.3: „Zusammenhang zwischen Psyche und Derma" eingegangen.

5.1.3 Einfluss des Geschlechts

Die erste Beobachtung, die bei der Analyse der Geschlechterverteilung ins Auge fällt, ist dass etwa vier Mal mehr Frauen als Männer den psychosomatischen Liaison Service aufsuchten (596 oder 81.6% versus 134 oder 18.4% aller Patienten). Als Schlussfolgerung kann man mutmaßen, dass weiblich Patienten offener für das Angebot sind, über psychische Probleme, Stress oder sogar psychische Störungen zu reden als männliche Patienten und deshalb den Liaison Service öfters konsultierten. Zu einem ähnlichen Fazit aufgrund der Dominanz des weiblichen Geschlechts in ihren Liaison Services für dermatologische Patienten gelangten Niemeier et al [70] (71.1% weibliche Patienten), Schaller et al [96] (72% weiblich Patienten) und Fritzsche et al [33] (59% weibliche Patienten).

Wie in Abbildung 7 dargestellt, ergab sich ein statistisch signifikanter Zusammenhang zwischen Geschlechtszugehörigkeit und dermatologischen Erkrankungen. In der Analyse der Geschlechterverteilung dermatologischer Erkrankungen war auffällig, dass Patienten mit Psoriasis (weiblicher Anteil von 69.0% oder 87 von 126 Patienten weiblich) im Vergleich zur Gesamtrelation weiblich / männlich (weiblicher Anteil 81.8% oder 596 von 730 Patienten) weniger häufig weiblich waren.

Andere Studien zu Psoriasis zeigen einen noch höheren Prozentsatz von männlichen Patienten. Bei Finzi et al [28] war in einer italienischen Querschnittsstudie zu 1580 Patienten mit Psoriasis männliches Geschlecht in 57% der Fälle vorliegend. In einer weiteren italienischen Querschnittsstudie untersuchten Sampogna et al [92] 936 Patienten mit Psoriasis, von denen 555 (59.3%) männlichen und 381 (40.7%) weiblichen Geschlechts waren. Insgesamt überwog bei mehreren Studien zu Psoriasis das männliche Geschlecht [28, 40, 100]. Allerdings lassen sich daraus keine Aussagen über die Allgemeinbevölkerung treffen. In Lehrbüchern der Dermatologie ist sowohl beschrieben dass eine ausgewogene Geschlechterverteilung bei Psoriasis vorherrscht [124], als auch dass das männliche Geschlecht etwas überwiegt [31].

Im Gegensatz zu Psoriasis wurde in dieser Studie im Vergleich zur Gesamtrelation weiblich / männlich (weiblicher Anteil 81.8% oder 596 von 730 Patienten) ein stärker dominierenden Frauenanteil bei Patienten mit Vitiligo (weiblicher Anteil 88.3% oder 106 von 120 Patienten weiblich) und Urtikaria (weiblicher Anteil 86.5% oder 77 von 89 Patienten weiblich) gefunden. Erneut lassen sich hieraus keine Aussagen über die Allgemeinbevölkerung treffen. Für Vitiligo ist in der Literatur beschrieben, dass in der Allgemeinbevölkerung beide Geschlechter gleich häufig betroffen sind [12, 48, 122]. Demgegenüber beschreiben Lehrbücher der Dermatologie, dass das weibliche Geschlecht eineinhalb [15] bis zweifach sooft von chronischer Urtikaria betroffen ist wie das männliche [32, 123].

Patienten mit atopischer Dermatitis stellten mit 365 von 730 Patienten unsere größte dermatologische Patientengruppe. Hier verzeichneten wir einen Frauenanteil von 82.5% oder 326 von 395 Patienten. Der Frauenanteil lag also sehr nah am Gesamtdurchschnitt des weiblichen Anteils an unseren Patienten von 81.8%. In der Allgemeinbevölkerung scheint das männliche Geschlecht geringfügig häufiger von atopischer Dermatitis betroffen als das weibliche [29, 121].

Da es sich bei der Analyse der Geschlechterverteilung der einzelnen psychischen Störungen um das gleiche Patientenkollektiv handelte, war auch hier ein Frauenanteil von 81.8% oder 596 von 730 Patienten gegeben. Der Zusammenhang zwischen PS und Geschlechtszugehörigkeit war statistisch signifikant wie in Abbildung 16 dargestellt ist. Verglichen mit der Gesamtrelation weiblich / männlich waren Patienten mit affektiven Störungen

(F30-39; weiblicher Anteil von 87.8% oder 173 von 197 Patienten) und Reaktionen auf schwere Belastung und Anpassungsstörungen (F43; weiblicher Anteil von 85.2% oder 138 von 162 Patienten) eher weiblich. Demgegenüber und im Vergleich zur besagten Gesamtrelation war der Frauenanteil bei phobischen Störungen (F40; weiblicher Anteil von 79.4% oder 162 von 204 Patienten), spezifischen Persönlichkeitsstörungen (F60; weiblicher Anteil von 73.5% oder 36 von 49 Patienten) und Patienten ohne psychische Störung (weiblicher Anteil von 73.7% oder 87 von 118 Patienten) geringfügig niedriger. Insgesamt existieren sehr wenige Studien die einen Geschlechtervergleich für einzelne PS aufführen. Bei affektiven Störungen wurde bei manchen Autoren von einem Überwiegen des weiblichen Geschlechts [84, 114] gesprochen. Compton et al [20] berichteten über eine Assoziation zwischen weiblichem Geschlecht und Phobien.

Betrachtet man das Vorhandensein einer psychischen Störung ungeachtet deren Art bei den dermatologischen Patienten dieser Studie, so fällt auf dass überdurchschnittlich viele Patienten ohne PS männlich waren (männlicher Anteil von 26.3% an Patienten ohne psychische Störung versus männlicher Anteil von 18.4% am gesamten Patientenkollektiv). Im Umkehrschluss könnte man vermuten dass PS insgesamt bei Frauen mit dermatologischen Erkrankungen häufiger wären als bei Männern. Die vorliegende Studie hat keinen Anspruch auf repräsentativen Charakter für die Allgemeinbevölkerung, doch auch andere Autoren berichten davon dass PS häufiger bei Frauen als bei Männern vorkommen. In einer Studie mit 2579 dermatologischen Patienten von Picardi et al [81] lagen PS statistisch signifikant häufiger bei Frauen als bei Männern (30.6% versus 17.6%) vor. Zachariae et al [126] fanden bei weiblichen dermatologischen Patienten höhere mentale Stress Level und Finzi et al [28] behaupteten in einer investigativen Studie über Psoriasis sogar, dass weibliches Geschlecht der wichtigste Risikofaktor für psychischen Stress ist. Eine mögliche Erklärung hierfür könnte sein, dass

Frauen sich stärker mit ihrer physischen Erscheinung identifizieren und daher stärkeren psychischen Stress erfahren, wenn ihr Körper von einer für die Umwelt leicht wahrnehmbaren Hauterkrankung beeinträchtigt ist. Dass die Entstellung und Stigmatisierung die dermatologische Patienten erfahren, Ursache für psychische Störungen wie beispielsweise Angststörungen sein können wurde bereits mehrfach vermutet [57, 90, 112, 126]

5.1.4 Einfluss des Wohnorts

In den letzten Jahren gab es mehrere Untersuchungen über den Einfluss der unterschiedlichen Lebensumstände und Bedingungen in den Alten und Neuen Bundesländern auf die Prävalenz von dermatologischen Erkrankungen und PS [34, 59, 70, 108]. Die treibende Motivation hinter diesen Studien waren Hinweise, dass die sehr unterschiedlichen Lebensbedingungen in West- und Ostdeutschland sich auch auf die Prävalenz von CIH auswirkten. Faktoren die ungleiche Prävalenzen bestimmter Krankheiten bedingen können beispielweise ein unterschiedliches Ausmaß der Luftverschmutzung und Urbanisierung, verschiedene Lebens- und Ernährungsgewohnheiten oder andersartige Antigenexposition sein. 1997 zeigten Schäfer und Ring [95] in einer Studie mit 678 Vorschulkindern dass atopische Ekzeme häufiger in Neuen Bundesländern vorkamen, wobei Umweltschadstoffen wie Stickstoffoxiden (NOx) eine kausale Rolle eingeräumt wurde. Allerdings zeigte sich in einer vergleichenden Studie aus dem Jahre 2000 (drei Jahre später) mit 4001 Schulkindern von Schäfer et al [94], dass atopische Ekzeme zwar weiterhin häufiger in Ostdeutschland vorkamen, aber statistisch signifikant seltener vom extrinsischen Typ waren als in Westdeutschland (bestimmt durch Prick Tests). Es bleibt also weiterhin Klärungsbedarf bezüglich der Ursachen dieser regionalen Unterschiede.

Eine Besonderheit der vorliegenden Arbeit war, dass das Patientenkollektiv von dem Fachkrankenhaus Schloss Friedensburg in Thüringen stammte, das dicht an der früheren Grenze zwischen Alten und Neuen Bundesländern lokalisiert ist. Folglich kamen die dort behandelten Patienten sowohl aus den Alten als auch aus den Neuen Bundesländern. Das spiegelt sich auch in den Fallzahlen des Patientenkollektivs wieder: So stammten von den insgesamt 730 Patienten 405 (55.5%) aus den Neuen und 325 (44.5%) aus den Alten

Bundesländern. Der Zusammenhang zwischen Wohnort und Art der dermatologischen Erkrankung war statistisch signifikant. Verglichen mit der Gesamtrelation Neue / Alte Bundesländer waren mehr Patienten mit Psoriasis (71 von 126 Patienten oder 56.3%) und atopischer Dermatitis (231 von 395 oder 58.5%) aus den Neuen Bundesländern. Besonders auffällig war, dass Patienten mit Vitiligo deutlich seltener aus den Neuen Bundesländern (25 von 120 Patienten oder 20.8%) stammten, wohingegen Patienten mit Urtikaria (78 von 89 Patienten oder 87.6%) zum großen Teil in eben diesen lebten. Eine Erklärung für die hohe Assoziation zwischen Vitiligo und westlichen Regionen in Deutschland könnte die folgende sein: In der Vergangenheit wurde Vitiligo lange als ein kosmetisches Problem bagatellisiert - eine medizinische Fehleinschätzung die in den östlichen Ländern länger vorherrschte als im „moderneren" Westen. Dass in dieser Studie im Verhältnis wenige Patienten mit Vitiligo aus den Neuen Bundesländern stammten, könnte ein Hinweis dafür sein, dass sich diese Lehrmeinung bis heute unter der Bevölkerung der Neuen Bundesländer gehalten hat und deshalb von ostdeutschen Patienten mit Vitiligo seltener ärztlicher Rat gesucht wurde. Die hohe Assoziation von chronischer Urtikaria und Neuen Bundesländern könnte ein Hinweis darauf sein, dass chronische Urtikaria in östlichen Regionen tatsächlich häufiger zu finden ist. Allerdings kann die vorliegende Studie aufgrund ihres nicht-repräsentativen Charakters keine allgemein gültigen Aussagen über die Allgemeinbevölkerung treffen. Außerdem war die Patientengruppe mit diagnostizierter Urtikaria die kleinste unter den untersuchten dermatologischen Erkrankungen (n=89) und somit am anfälligsten für Confounding. Jedoch sei erwähnt dass Hermann-Kunz et al [47] in einer repräsentativen Studie zu allergischen Erkrankungen eine statistisch signifikant höhere Lebenszeitprävalenz (8% versus 5%, p<0.001) der Urtikaria in Westdeutschland als in Ostdeutschland fanden.

Bei Analyse der PS konnte kein statistisch signifikanter Zusammenhang zwischen dem Wohnort und der Art der psychischen Störung festgestellt werden. Ungleich den dermatologischen Erkrankungen war die Zugehörigkeit zu Alten versus Neuen Bundesländern bei Patienten mit einzelnen PS relativ homogen. Verglichen mit der Gesamtrelation Neue / Alte Bundesländer stammten Patienten mit phobischen Störungen (F30-39; 111 von 197 Patienten oder 56.3%) etwas häufiger aus den Neuen Bundesländer, wohingegen Patienten mit phobischen Störungen (F40; 109 von 204 Patienten oder 53.4%), Reaktionen auf schwere Belastung und Anpassungsstörungen (F43; 88 von 162 Patienten oder 54.3%) und Patienten ohne PS (61 von 118 Patienten oder 51.7%) häufiger aus den Neuen Bundesländern kamen. Die einzige Auffälligkeit in der Verteilung psychischer Störungen war, dass Patienten mit spezifischen Persönlichkeitsstörungen (F60; 36 von 49 Patienten oder 73.5%) deutlich häufiger aus Neuen Bundesländern stammten. Allerdings war der Zusammenhang insgesamt wie besagt nicht statistisch signifikant. Diese Studie gibt also einen Hinweis darauf, dass sich die untersuchten PS zwischen Alten und Neuen Bundesländern in Deutschland etwa gleich verteilen. Eine Ausnahme könnten wie besagt Patienten mit spezifischen Persönlichkeitsstörungen (F60) bilden. Allerdings gilt auch hier die Anmerkung, dass die vorliegende Studie aufgrund ihres nicht-repräsentativen Charakters keine allgemein gültigen Aussagen über die Allgemeinbevölkerung zulässt. Doch auch Niemeier et al [70] finden in einer vergleichenden Studie zweier parallelisierter Liaison Services (Gießen versus Erfurt) keinen statistisch signifikanten Unterschied hinsichtlich der Prävalenz psychischer Erkrankungen bei 406 Patienten mit verschiedenen dermatologischen Erkrankungen in den Alten gegenüber den Neuen Bundesländern. Allerdings sind die Ergebnisse der Literatur zu diesem Thema uneinheitlich. In einer vergleichenden Studie der psychosomatischen

Universitätsabteilungen Marburg und Düsseldorf analysierten Frommer et al [34] 560 Patienten mit Depression und Angststörungen. Es zeigte sich dass 74% (n = 287) der Patienten aus Düsseldorf als Hauptdiagnose eine Depression hatten, im Gegensatz zu 47% (n = 81) der Patienten aus Marburg. Angststörungen lagen zu 26% (n = 100) bei Düsseldorfer Patienten vor und zu 53% (n = 92) bei Marburger Patienten. Hieraus leiteten die Autoren ab, dass Angststörungen häufiger in den Neuen Bundesländern und depressive Erkrankungen häufiger in den Alten Bundesländern vorkamen. Über die somatischen Erkrankungen der Patienten ist in ihrer Studie nichts berichtet.

Bei Spekulationen zu regionalen Unterschieden der Prävalenz von Erkrankungen ist allerding ein wichtiger Bias zu beachten: Durch den Mauerfall 1989 ist die Bevölkerung in ihrer räumlichen Mobilität nicht mehr eingeschränkt. Möglicherweise hat sich durch Binnenwanderung die eindeutige Zugehörigkeit zu Alten oder Neuen Bundesländern verwischt.

5.2 Zusammenhang zwischen Psyche und Derma – Biophysiologische Grundlagen

Vermutungen über einen Zusammenhang zwischen Psyche und Derma sind nicht neu wie volkstümliche Redearten wie „eine dicke / dünne Haut haben" oder „vor Wut aus der Haut fahren" veranschaulichen. In der Tat gibt es für diesen Zusammenhang biophysiologische Grundlagen, zu denen zahlreiche Forschungsergebnisse vorliegen. Grundlage der Gemeinsamkeit von Haut und zentralem Nervensystem ist, dass sie embryogenetisch vom gleichen Keimblatt stammen [80] und über eine Vielzahl gemeinsamer Neurotransmitter und Zytokine verfügen. O´Sullivan et al [72] stellten Untersuchungen zu diesen gemeinsamen Transmittern an und beschrieben in ihrer Arbeit das NICE Modell (neuro-immuno-cutaneous-endocrine model), das man als Brücke zwischen Körper und Seele bezeichnen kann. Bei der Pathogenese der CIH spielt auch das Immunsystem, das sensibel auf Stress reagiert [38, 55], eine wichtige Rolle [4, 19]. Auf physiologischer Ebene beeinflusst Stress auf direktem Weg die Hypothalamus-Hypophysen-Nebennieren-Achse [110]. Der Hypothalamus reagiert auf Stress mit Ausschüttung des zentralen Mediators CRH (Corticotropin-releasing hormone), welches die Inkretion von ACTH (Adrenocorticotropic hormone) aus der Hypophyse induziert [68], woraufhin die Nebennierenrinde mit der Freisetzung von Kortisol reagiert.

Eine weitere Möglichkeit den Kortisolspiegel im Körper zu erhöhen ist durch die sympatho-adrenale Achse [55, 101]. Auch dieser Prozess ist durch Stress auslösbar. Daneben gibt es weitere Signalwege, auf denen die Hypothalamus-Hypophysen-Nebennieren-Achse durch Stress beeinflusst werden kann; hier spielen Neuropeptide wie beispielsweise die Substanz P aus der Familie der Neurokinine eine Rolle, die durch Nervenzellen und Leukozyten synthetisiert werden und deren Freisetzung auch durch Stress vermittelt ist [22, 26-27, 78, 93, 106].

Diese zitierten Untersuchungen zeigen, dass ein physiologischer Zusammenhang zwischen Psyche und Derma besteht, bei dem neuroendokrine Funktionen und (chronischer) psychischer Stress einen großen Stellenwert haben. Auf diese Weise kann man erklären, dass die Psyche eine wesentliche Rolle in der Manifestation und Persistenz von CIH spielt.

5.3 Zusammenhang zwischen Psyche und Derma – Statistische Untersuchungen

Die statistischen Untersuchungen zur Prävalenz von PS in dieser Arbeit zeigten, dass diese in einem hohen Prozentsatz von 83.8 vorlagen (612 von 730 Patienten, siehe Tabelle 11). Der Anteil psychischer Störungen bei den verschiedenen dermatologischen Erkrankungen war wie folgt: Psoriasis 82.5% (104 von 126 Patienten), atopische Dermatitis 84.3% (333 von 395 Patienten), Vitiligo 83.3% (100 von 120 Patienten) und Urtikaria 84.3% (75 von 89 Patienten). Insgesamt zeigte sich also, dass PS zu einem annähernd gleichen Prozentsatz bei den untersuchten dermatologischen Erkrankungen vorhanden waren. Dementsprechend konnte kein statistisch signifikanter Zusammenhang zwischen dem Vorhandensein einer psychischen Störung und der Art der CIH festgestellt werden.

Die hohe Prävalenz der PS in dieser Arbeit von insgesamt 83.8% ist aufgrund der selektiven Auswahl der Patienten allerdings nicht repräsentativ für dermatologische Patienten im Allgemeinen: Alle in diese Studie aufgenommenen Patienten hatten den Liaison Service konsultiert und das traf nur auf einen kleineren Teil der insgesamt stationär behandelten Patienten zu. Über den Zeitraum 1999 bis 2006 wurden insgesamt 8483 Patienten stationär behandelt, von denen 933 Patienten den psychosomatischen Liaison Service aufsuchten. Dies entspricht einem Anteil von 11%. Tatsächlich in die Studie aufgenommen wurden 730 Patienten, was einen Anteil von 8.6% der insgesamt stationär behandelten Patienten bedeutet. Vermutlich sind dermatologische Patienten die psychische Probleme haben eher geneigt einen psychosomatischen Liaison Service aufzusuchen, als solche, die psychisch gesund sind. So könnte sich die hohe Prävalenz der psychischen Störungen des Patientenguts erklären.

Allerdings finden sich in der Literatur zahlreiche Hinweise, dass psychische Störungen bei dermatologischen Patienten insgesamt relativ häufig sind. Folgende Tabelle gibt einen Überblick zu Untersuchungen über die Prävalenz von PS bei dermatologischen Patienten:

Tabelle 15: Literaturrecherche zur Prävalenz von PS bei dermatologischen Patienten

Folgende Tabelle gibt einen Überblick über die Verteilung von PS bei dermatologischen Patienten. Gelistet sind zitierte Autoren mit Jahresangabe der Veröffentlichung und Land der Datenerhebung, demographische Daten zu den untersuchten Patienten, die Methoden mit denen die PS diagnostiziert beziehungsweise klassifiziert wurden und die Prävalenz einzelner PS mit Prozentzahlen.

Autor	Dermatologische Patienten	Psychologisches Assessment	Verteilung von PS
Aktan S et al, Türkei 1998 [2]	Gemischtes Kollektiv, n=256 männlich 38% weiblich 62% m=35.2+/-14.5	• GHQ-12[I]	• Psychische Störungen 33.4% • Dysthymia 7.8% • Generalisierte Angststörungen 3.2% • Panik Störung 2.7% • Major Depression 1.4% • Reaktion auf schwere Belastung und Anpassungsstörungen 0.5%
Fritzsche K et al, Deutschland 2001 [33]	Gemischtes Kollektiv, n=86 männlich 41% weiblich 50% m=51.6+/-18.0	• HADS[II] • ICD-10[III]	• Psychische Störungen 44% • Reaktion auf schwere Belastung und Anpassungsstörungen 14.3% • Affektive Störungen 7.8% • Angststörungen 2.6%
Gupta MA and Gupta AK, Kanada 1998 [40]	Gemischtes Kollektiv, n=480	• CRSD[IV]	• Suizidgedanken 4%
Hughes JE et al, England 1983 [49]	Gemischtes Kollektiv; stationäre Patienten n=40, nicht-stationäre Patienten n=196, (+n=213 Kontrollgruppe)	• GHQ-12[I]	• Psychische Störungen, stationäre Patienten 60% • Psychische Störungen, nicht-stationäre Patienten 30% • Psychische Störungen Allgemeinbevölkerung 11%
Niemeier V et al, Deutschland 2002 [70]	Gemischtes Kollektiv, n=406 männlich 29% weiblich 71% m=38.9+/-14.6	• ICD-10[III] • MHF[V] • SCL-90R[VI]	• Affektive Störungen 24% • Persönlichkeitsstörungen 6% • Angststörungen 4% • Phobien 2% • Reaktion auf schwere Belastung und Anpassungsstörungen 2%

Autor	Dermatologische Patienten	Psychologisches Assessment	Verteilung von PS
Picardi A et al, Italien 2005 [82]	Gemischtes Kollektiv, n=545 männlich 46% weiblich 54%	• DSM-IV[VII] • GHQ-12[I] • DCPR[VIII] • SCID-I[IX]	• Psychische Störung 37.8% • Affektive Störungen 20.4% • Angststörungen 16.5% • Reaktion auf schwere Belastung und Anpassungsstörungen 7%
Picardi A et al, Italien 2000 [81]	Gemischtes Kollektiv, n=2579 männlich 40% weiblich 60%	• GHQ-12[I]	• Psychische Störungen 25.2%
Wessely SC and Lewis GH, England 1989 [115]	Gemischtes Kollektiv, n=173 männlich 42% weiblich 58% m=42+/-18	• GHQ-12[I] • CIS[X]	• Psychische Störungen 40.2%
Windemuth D et al, Deutschland 1999 [118]	Gemischtes Kollektiv, n=237 männlich 43% weiblich 57% m=54.7+/-20.3	• HADS[II]	• Psychische Störungen 25.9-31%
Woodruff PWR et al, England 1997 [125]	Gemischtes Kollektiv, n=149 männlich 41% weiblich 59% m=44.9+/-17.8	• ICD-10[III]	• Depressive Episode (mild bis schwer) 42.3% • Generalisierte Angststörung (mild bis schwer) 35.5%
Rechenauer T et al, Deutschland 2012	n=730 männlich 18.4% weiblich 81.6% m=39.7+/-13.2	• ICD-10[III]	• Psychische Störungen 83.3% • Affektive Störungen 27.0% • Phobische Störungen 27.9% • Reaktion auf schwere Belastung und Anpassungsstörungen 22.2% • Spezifische Persönlichkeitsstörungen 6.7%

[I] General Health Questionnaire-12
[II] Hospital Anxiety Depression Scale
[III] International Classification of Diseases
[IV] Carroll Rating Scale for Depression
[V] Marburger Hautfragebogen
[VI] Symptom-Checkliste von Derogatis
[VII] Diagnostic and Statistical Manual of Mental Disorders
[VIII] Diagnostic Criteria for Psychosomatic Research
[IX] Structured Clinical Interview for DSM-IV Axis I Disorders
[X] Clinical Interview Schedule

Wie bereits beschrieben gestalten sich Aussagen zur Prävalenz von PS bei dermatologischen Patienten schwieriger als Aussagen zur Prävalenz von CIH. Anders als CIH könnten PS im Laufe des Lebens fluktuieren und sind von der Assessmentmethode abhängig - von denen es zahlreiche gibt. Außerdem ist die Dunkelziffer an PS höher als bei CIH, weil die Bereitschaft sich in ärztliche Behandlung zu geben bei PS geringer ist. Erschwerend kommt hinzu, dass sich Prävalenzangaben bei PS im Gegensatz zu CIH oft auf einen bestimmten Zeitraum beziehen (Punktprävalenz, 12 Monatsprävalenz, Lebenszeitprävalenz). Bei den Prävalenzangaben aus obiger Tabelle handelt es sich um Punktprävalenzen.

Insgesamt ist augenmerklich, dass PS bei dermatologischen Patienten relativ häufig vorliegen. Die beschrieben Prävalenzen belaufen sich wie in Tabelle 15 gezeigt auf etwa 25-50%, wobei depressive Störungen und Angststörungen am häufigsten vertreten waren. Da es sich hierbei um Punktprävalenzen handelt ist anzunehmen, dass die 12 Monatsprävalenzen und Lebenszeitprävalenzen für PS bei dermatologischen Patienten deutlich höher ausfallen dürften. Leider existieren derzeit keine Studien zu 12 Monatsprävalenzen oder Lebenszeitprävalenzen für PS bei dermatologische Patienten, was einen Vergleich zur Allgemeinbevölkerung schwierig macht (Vgl. Tabelle 14).Trotz der Vergleichsschwierigkeiten ist davon auszugehen, dass PS bei dermatologischen Patienten deutlich häufiger vorliegen als in der Allgemeinbevölkerung. Laut einer Studie von Hughes et al [49] liegen PS bei dermatologischen Patienten etwa drei Mal so häufig vor wie in Allgemeinbevölkerung. Verglichen wurden 196 nicht stationäre dermatologische Patienten mit einer Kontrollgruppe von 213 Patienten aus der Allgemeinbevölkerung. Die Assessmentmethode für PS war der GHQ-12 (General Health Questionnaire 12) Fragebogen. Es zeigte sich PS zu 11% in der Kontrollgruppe der Allgemeinbevölkerung und zu 30% bei nicht stationären dermatologischen Patienten vorlagen. Auch nach Windemuth et al und Picardi et al [81, 118] sind dermatologische Patienten etwa drei Mal so häufig von PS betroffen wie die Allgemeinbevölkerung (Punktprävalenz).

Selbst ein Blick auf andere Fachrichtungen zeigt: „Im Vergleich zu Kollektiven mit neurologischen, onkologischen und kardiologischen Patienten ist die Prävalenz [von psychosomatischen Störungen] bei dermatologischen Patienten leicht erhöht" [36]. Dermatologische Patienten scheinen also anfälliger für psychische Erkrankungen zu sein, als Patienten anderer Fachrichtungen und als die Allgemeinbevölkerung. Dies könnte dadurch bedingt sein dass die Haut als sichtbare Grenze zwischen Selbst und Umwelt leichter Stigmatisierung und Ablehnung durch die Umwelt auslösen kann, als unsichtbare, innere Erkrankungen [86]. Die negativen Auswirkungen dermatologischer Erkrankungen auf das Sozialleben des Patienten und seine psychische Verfassung wurden durch zahlreiche Autoren erforscht [43-44, 51, 54, 73]. Ein weiterer Beitrag für psychologische Aspekte in der Dermatologie ist in einem Buch über die aktuellen wissenschaftlichen Erkenntnisse über Psoriasis dargestellt [39]. Hier wurden vier Schlüsselfaktoren für die psychosomatischen Charakteristika chronischer Hauterkrankungen beschrieben: Ambivalentes Verhalten, Wut oder Aggression, Depression und Stigmatisierung.

Es zeigt sich also, dass es bei CIH wichtig ist, neben rein körperlichen auch psychische Aspekte mit zu berücksichtigen, was durch einen psychosomatischen Liaison Service gewährleistet werden kann. In dem Liaison Service dieser Studie wurde auch das Vorkommen und die Häufigkeit verschiedener PS für unterschiedliche dermatologische Erkrankungen untersucht: Bei 126 Psoriasis Patienten wurde folgende Verteilung psychischer Störungen gefunden: F30-39 in 30.2% (n=38), F40 in 21.4% (n=27), F43 in 23.0% (n=29), F60 in 7.9% (n=10) und keine psychische Störung in 17.5% (n=22) der Fälle. Bei 395 Patienten mit atopischer

Dermatitis wurde folgende Verteilung psychischer Störungen registriert: F30-39 in 28.4% (n=112), F40 in 28.4% (n=112), F43 in 20.8% (n=82), F60 in 6.8% (n=27) und keine psychische Störung in 15.7% (n=62) der Fälle. Bei 120 Patienten mit Vitiligo wurde folgende Verteilung psychischer Störungen festgestellt: F30-39 in 20.8% (n=25), F40 in 30.0% (n=36), F43 in 30.8% (n=37), F60 in 1.7% (n=2) und keine psychische Störung in 16.7% (n=20) der Fälle. Bei 89 Patienten mit Urtikaria wurde folgende Verteilung psychischer Störungen registriert: F30-39 in 24.7% (n=22), F40 in 32.6% (n=29), F43 in 15.7% (n=14), F60 in 11.2% (n=10) und keine psychische Störung in 15.7% (n=14) der Fälle. Von insgesamt 730 dermatologischen Patienten wurde F30-39 in 27.0% (n=197), F40 in 27.9% (n=204), F43 in 22.2% (n=162), F60 in 6.7% (n=49) und keine psychische Störung in 16.2% (n=118) der Fälle festgestellt.

Ein statistisch signifikanter Zusammenhang zwischen Art der psychischen Störung und Art der Hauterkrankung bestand nicht. Somit leistet die vorliegende Studie einen Beitrag zu der alten Diskussion über die Existenz von dermatologischen Persönlichkeiten. In der Vergangenheit haben sich mehrere Autoren mit der Frage beschäftigt, ob bestimmte Persönlichkeitsstrukturen für einzelne CIH vorliegen [6, 37, 62]. Da es noch keine allgemein anerkannte Lehrmeinung zu diesem Thema gibt, kann man in der Literatur Forderungen nach weiteren Untersuchungen zur fraglichen Existenz dermatologischer Persönlichkeiten finden und auch dazu, welche Rolle emotionaler Stress im Krankheitsprozess spielt [19, 80]. Die Antworten zu dieser Fragestellung bleiben bisher uneinheitlich. So berichten einige Autoren in Studien zu Psoriasis Patienten [41, 69] und zu Patienten mit atopischer Dermatitis [16, 116] über vermehrte Aggressivität und über Schwierigkeiten, Wut und Ärger auszudrücken. Es wurde sogar vermutet dass Psoriasis durch unterdrückte Aggression ausgelöst werden könnte [113]. In Studien von Bahmer et al [6] und Brown et al [16] wurden

Klassifikationssysteme wie PSDI (Personality Styles and Disorders Inventory) und Eysenck Personality Inventory benutzt, um bei Patienten mit atopischer Dermatitis und Psoriasis herauszufinden, ob ein Zusammenhang zwischen bestimmten Persönlichkeitstendenzen und Hauterkrankung besteht. Hierbei wurden zum Teil statistisch signifikante Assoziationen gefunden. Auch für Patienten mit Urtikaria existieren Studien, die eine Tendenz zu zwanghaftem Verhalten bei diesen nahelegen [6, 105].

Die Analyse der Patienten der vorliegenden Arbeit weist jedoch wie besagt darauf hin, dass kein statistisch signifikanter Zusammenhang zwischen Art der CIH und Art der PS besteht. In dem untersuchten Patientenkollektiv waren beispielsweise Patienten mit Psoriasis nicht statistisch signifikant häufiger an affektiven Störungen erkrankt als Patienten mit atopischer Dermatitis. Insofern verteilten sich phobische Störungen, affektive Störungen, Reaktionen auf schwere Belastung und Anpassungsstörungen, spezifische Persönlichkeitsstörungen und die Abwesenheit psychischer Störungen relativ homogen unter den verschiedenen dermatologischen Diagnosegruppen. Somit waren keine Persönlichkeits- oder Charaktertendenzen im Sinne der besagten psychischen Störungen bei unterschiedlichen Hauterkrankungen zu beobachten. Das Ergebnis dieser Studie - dass es keine Hinweise für spezifische dermatologischen Persönlichkeiten oder spezielle Charaktertendenzen gibt - wurde von anderen Autoren bestätigt [7, 91]. Windemuth et al [117] verweisen beispielsweise darauf, dass Annahmen zur Atopikerpersönlichkeit und zur Psoriasispersönlichkeit empirisch nicht quantifiziert werden konnten und negieren folglich deren Existenz.

Außerdem ist zu beachten, dass persönliche Erfahrungen und Erwartungen des Beobachters, die sich aus seiner persönlichen Lebensgeschichte ableiten stets die Beurteilungen der Persönlichkeit eines anderen verzerren. Dieses Phänomen wird als implizite Persönlichkeitstheorie [99] bezeichnet und kann zu falschen Schlussfolgerungen über Krankheit und Persönlichkeit führen. Mit Persönlichkeitstypen bei dermatologischen Erkrankungen könnte es sich ähnlich verhalten wie bei der ehemals postulierten Krebspersönlichkeit oder dem Persönlichkeitstyp C. Hierbei wurde angenommen, dass bestimmte Charaktereigenschaften – wie beispielsweise Schwierigkeiten Gefühle auszudrücken oder Hilfslosigkeit und Depressivität – mit einem höheren Risiko an Krebs zu erkranken korrelieren. Solche Annahmen gelten aber mittlerweile als wissenschaftlich widerlegt [21, 53, 103].

5.4 Logistische Regressionsanalyse

Als weiterführende Auswertung wurde in dieser Studie eine logistische Regressionsanalyse durchgeführt, um den Zusammenhang zwischen chronischen Hauterkrankungen und PS auf multivariater Ebene und adjustiert für Alter und Geschlecht zu analysieren. Die beiden Confounder Geschlecht und Alter sowie PS wurden als unabhängige Variablen eingegeben, während die CIH als abhängige Variablen kalkuliert wurden. Die Referenzgruppe für dermatologische Variablen war „Urtikaria" und die Referenzgruppe für psychische Variablen war „keine psychischen Störungen".

In der logistischen Regressionsanalyse wurde ein statistisch signifikanter Zusammenhang zwischen Psoriasis und Geschlecht (p-Wert <0.01, OR 3.05, 95% CI 1.47-6.33) und für Vitiligo und Persönlichkeitsstörungen (p-Wert <0.05, OR 0.16, 95% CI 0.03-0.85) nachgewiesen. Die Variable Alter assoziierte statistisch signifikant mit atopischer Dermatitis (p-Wert <0.05, OR 0.93, 95% CI 0.91-0.95) und Vitiligo (p-Wert <0.001, OR 0.96, 95% CI 0.94-0.99). Anders ausgedrückt hatten männliche Patienten nahezu drei Mal so hohe Chancen an Psoriasis statt an Urtikaria zu leiden und bei Patienten mit Persönlichkeitsstörungen war es etwa sechs Mal weniger wahrscheinlich, dass sie an Vitiligo statt an Urtikaria erkrankt waren. Auch waren Patienten mit atopischer Dermatitis und Vitiligo signifikant jünger als Patienten mit Vitiligo und Urtikaria. Alle anderen Zusammenhänge zwischen genannten unabhängigen und abhängigen Variablen waren statistisch nicht signifikant.

Die Ergebnisse der logistischen Regressionsanalyse sind also in Übereinstimmung mit den Auswertungen der bereits besprochenen χ^2 Tests – es gab keinen statistisch signifikanten Zusammenhang zwischen dem

Vorhandensein spezieller PS und der Art der CIH. Eine Ausnahme hierzu waren Patienten mit Persönlichkeitsstörungen, die auf logistischem Niveau statistisch signifikant seltener an Vitiligo litten als an Urtikaria. Dieses Ergebnis steht allerdings in Abweichung zu den Ergebnissen der χ^2 Analysen. Außerdem machten die Patienten mit Persönlichkeitsstörungen (n = 49) den geringsten Anteil an PS in der Analyse aus. Ob Patienten mit Persönlichkeitsstörungen allgemein tatsächlich seltener unter Vitiligo leiden als unter Urtikaria muss noch durch repräsentative Studien geklärt werden, da das Studiendesign dieser Studie keine Rückschlüsse auf die Allgemeinbevölkerung zulässt.

In Übereinstimmung mit der Auswertung der Kreuztabellen, waren Patienten mit atopischer Dermatitis und Vitiligo auf logistischem Niveau statistisch signifikant jünger als Patienten mit Psoriasis oder Urtikaria. Die Ursachen hierfür ist, dass die atopische Dermatitis und die Vitiligo typischerweise eine frühere Erstmanifestation zeigen als Urtikaria und Psoriasis. Atopische Dermatitis ist die häufigste chronische Hauterkrankung im Kindesalter, dessen erstes klinisches Auftreten sich zumeist in den ersten Lebensjahren zeigt [89]. Nach Wolff und Johnson [121] zeigt die atopische Dermatitis ihre klinische Erstmanifestation bis zu 90% im Kindes- und Jugendalter. Die Vitiligo tritt ebenfalls eher in der ersten Lebenshälfte auf. In der Literatur ist beschrieben, dass die Erstmanifestation zwar in jedem Alter auftreten kann, sich zumeist jedoch sich im jungen Erwachsenenalter findet [12, 30, 122]. In einer Studie von Radtke et al [87] mit 1010 Vitiligo Patienten wurde das Durchschnittsalter der Erstmanifestation mit 24.1 Jahren angegeben und bei 65.9% aller Patienten zeigte sich die klinische Erstmanifestation ihrer Erkrankung vor dem 30. Lebensjahr. Demgegenüber war die klinische Erstmanifestation von Psoriasis in einer Studie von Mrowietz et al [67] mit 1203 Patienten im Durchschnitt 33.5 Jahre. Allerdings hat die Psoriasis typischerweise zwei Manifestationsgipfel: „early onset" Typ I tritt im jungen

Erwachsenenalter auf, während der „late onset" Typ II ab einem Lebensalter von 40 Jahren in Erscheinung tritt [13, 31, 124]. Insgesamt dürft das Erstmanifestationsalter von Psoriasis deutlich über dem der atopischen Dermatitis und der Vitiligo liegen. Zur Epidemiologie der (chronischen) Urtikaria liegen nur sehr wenige Daten vor. Alamouti [3] beschreibt in seiner Arbeit, dass das Durchschnittsalter von 240 untersuchten Patienten mit chronischer Urtikaria 39.7 Jahre bei Diagnosestellung und 36.3 Jahre bei Erstmanifestation war.

Ein weiteres statistisch signifikantes Ergebnis auf logistischer Ebene war, dass männliche Patienten dreimal so hohe Chancen hatten an Psoriasis statt an Urtikaria zu leiden. Dieser Zusammenhang spiegelt sich auch in den Ergebnissen der beschriebenen χ^2 Analysen wieder. In Lehrbüchern der Dermatologie ist sowohl beschrieben dass eine ausgewogene Geschlechterverteilung bei Psoriasis vorherrscht [124], als auch dass das männliche Geschlecht etwas überwiegt [31]. Im Rahmen der Literaturrecherche dieser Arbeit war allerdings auffällig, dass bei nahezu allen Autoren die den Zusammenhang zwischen PS und Psoriasis untersuchten, das männliche Geschlecht stärker vertreten war als das weibliche [28, 40, 63, 65, 76, 88, 100]. Für die chronische Urtikaria ist eine Assoziation zum weiblichen Geschlecht eindeutig beschreiben [15, 32, 123]

5.5 Zusammenfassung der Diskussion

Die Analyse der Daten dieser Arbeit weist darauf hin dass es keinen statistisch signifikanten Zusammenhang zwischen dem Vorhandensein unterschiedlicher PS und der Art der CIH gibt. Es finden sich somit keine dermatologischen Persönlichkeitszüge im Sinne eines gehäuften Auftretens bestimmter PS in Patienten mit bestimmten CIH. Insgesamt lagen PS im Patientenkollektiv dieser Arbeit sehr häufig vor, was auch an der Auswahl der untersuchten Patienten lag. Es bestand eine statistisch signifikante Assoziation zwischen weiblichem Geschlecht und dem Vorhandensein von PS. Statistisch signifikanten Unterschiede in der Prävalenz von PS in den Alten gegenüber den Neuen Bundesländern lagen nicht vor. Allerdings bestanden solche statistisch signifikanten Unterschiede auf dermatologischer Ebene. Während Vitiligo deutlich häufiger in den Alten Bundesländern vorkam, trat Urtikaria gehäuft in den Neuen Bundesländern auf. Weiterhin zeigte sich, dass Patienten mit atopischer Dermatitis und Vitiligo im Durchschnitt jünger waren als Patienten mit Psoriasis und Urtikaria. Eine Besonderheit der logistischen Regressionsanalyse war, dass Patienten mit Persönlichkeitsstörungen statistisch signifikant seltener an Vitiligo litten als an Urtikaria.

6 Literaturverzeichnis

[1] Ahmed I, Ahmed S, Nasreen S. (2007) Frequency and pattern of psychiatric disorders in patients with vitiligo. J Ayub Med Coll Abbottabad. 19(3):19-21.
[2] Aktan S, Ozmen E, Sanli B. (1998) Psychiatric disorders in patients attending a dermatology outpatient clinic. Dermatology. 197(3):230-234.
[3] Alamouti D. Retrospektive Analyse der in der Universitätshautklinik Bochum von 1990 – 1996 erhobenen Daten zum Krankheitsbild – chronische Urtikaria – [Med. Diss.]: Ruhr-Universität Bochum; 2000.
[4] Arnetz BB, Fjellner B, Eneroth P, Kallner A. (1991) Endocrine and dermatological concomitants of mental stress. Acta Derm Venereol Suppl (Stockh). 156:9-12.
[5] Arnetz BB, Fjellner B, Eneroth P, Kallner A. (1985) Stress and Psoriasis - Psychoendocrine and Metabolic Reactions in Psoriatic Patients during Standardized Stressor Exposure. Psychosomatic Medicine. 47(6):528-541.
[6] Bahmer JA, Kuhl J, Bahmer FA. (2007) How do personality systems interact in patients with psoriasis, atopic dermatitis and urticaria? Acta Derm Venereol. 87(4):317-324.
[7] Baughman R, Sobel R. (1971) Psoriasis, stress, and strain. Arch Dermatol. 103(6):599-605.
[8] Bijl RV, Ravelli A, van Zessen G. (1998) Prevalence of psychiatric disorder in the general population: results of The Netherlands Mental Health Survey and Incidence Study (NEMESIS). Soc Psychiatry Psychiatr Epidemiol. 33(12):587-595.
[9] Boyle MH, Offord DR, Campbell D, Catlin G, Goering P, Lin E, Racine YA. (1996) Mental health supplement to the Ontario Health Survey: methodology. Can J Psychiatry. 41(9):549-558.
[10] Braun-Falco O, Plewig G, Wolff HH, Burgdorf WHC, Landthaler M. *Dermatologie und Venerologie*. 5. Aufl. Springer, Heidelberg, 2005:S.381.
[11] Braun-Falco O, Plewig G, Wolff HH, Burgdorf WHC, Landthaler M. *Dermatologie und Venerologie*. 5. Aufl. Springer, Heidelberg, 2005:S.377.
[12] Braun-Falco O, Plewig G, Wolff HH, Burgdorf WHC, Landthaler M. *Dermatologie und Venerologie*. 5. Aufl. Springer, Heidelberg, 2005:S.869.
[13] Braun-Falco O, Plewig G, Wolff HH, Burgdorf WHC, Landthaler M. *Dermatologie und Venerologie*. 5. Aufl. Springer, Heidelberg, 2005:S. 478.
[14] Braun-Falco O, Plewig G, Wolff HH, Burgdorf WHC, Landthaler M. *Dermatologie und Venerologie*. 5. Aufl. Springer, Heidelberg, 2005:S.476.
[15] Braun-Falco O, Plewig G, Wolff HH, Burgdorf WHC, Landthaler M. *Dermatologie und Venerologie*. 5. Aufl. Springer, Heidelberg, 2005:S.326.
[16] Brown DG. (1972) Stress as a precipitant factor of eczema. J Psychosom Res. 16(5):321-327.
[17] Bühl A. PASW 18 Einführung in die moderne Datenanalyse. 12. Aufl. Pearson Studium. München. 2009.
[18] Buske-Kirschbaum A, Ebrecht M, Kern S, Hellhammer DH. (2006) Endocrine stress responses in TH1-mediated chronic inflammatory skin disease (psoriasis vulgaris)--do they parallel stress-induced endocrine changes in TH2-mediated inflammatory dermatoses (atopic dermatitis)? Psychoneuroendocrinology. 31(4):439-446.
[19] Buske-Kirschbaum A, Geiben A, Hellhammer D. (2001) Psychobiological aspects of atopic dermatitis: an overview. Psychother Psychosom. 70(1):6-16.
[20] Compton WM, Cottler LB, Ben Abdallah A, Phelps DL, Spitznagel EL, Horton JC. (2000) Substance Dependence and Other Psychiatric Disorders Among Drug Dependent Subjects: Race and Gender Correlates. The American Journal on Addictions. 9(2):113-125.

[21] Dalton SO, Mellemkjaer L, Olsen JH, Mortensen PB, Johansen C. (2002) Depression and cancer risk: A register-based study of patients hospitalized with affective disorders, Denmark, 1969-1993. American Journal of Epidemiology. 155(12):1088-1095.
[22] Devrimci-Ozguven H, Kundakci TN, Kumbasar H, Boyvat A. (2000) The depression, anxiety, life satisfaction and affective expression levels in psoriasis patients. J Eur Acad Dermatol Venereol. 14(4):267-271.
[23] Diepgen TL. (2005) [Demographic development of the population]. J Dtsch Dermatol Ges. 3 Suppl 2:S36-39.
[24] Engin B, Uguz F, Yilmaz E, Ozdemir M, Mevlitoglu I. (2008) The levels of depression, anxiety and quality of life in patients with chronic idiopathic urticaria. J Eur Acad Dermatol Venereol. 22(1):36-40.
[25] Farber EM, Nall L. (1993) Psoriasis: a stress-related disease. Cutis. 51(5):322-326.
[26] Farber EM, Nickoloff BJ, Recht B, Fraki JE. (1986) Stress, symmetry, and psoriasis: possible role of neuropeptides. J Am Acad Dermatol. 14(2 Pt 1):305-311.
[27] Farber EM, Rein G, Lanigan SW. (1991) Stress and psoriasis. Psychoneuroimmunologic mechanisms. Int J Dermatol. 30(1):8-12.
[28] Finzi A, Colombo D, Caputo A, Andreassi L, Chimenti S, Vena G, Simoni L, Sgarbi S, Giannetti A. (2007) Psychological distress and coping strategies in patients with psoriasis: the PSYCHAE Study. J Eur Acad Dermatol Venereol. 21(9):1161-1169.
[29] Fritsch PO. *Dermatologie Venerologie*. 2. Aufl. Springer, Berlin, 2004:S.190.
[30] Fritsch PO. *Dermatologie Venerologie*. 2. Aufl. Springer, Berlin, 2004:S.710.
[31] Fritsch PO. *Dermatologie Venerologie*. 2. Aufl. Springer, Berlin, 2004:S.360.
[32] Fritsch PO. *Dermatologie Venerologie*. 2. Aufl. Springer, Berlin, 2004:S.206.
[33] Fritzsche K, Ott J, Zschocke I, Scheib P, Burger T, Augustin M. (2001) Psychosomatic liaison service in dermatology. Need for psychotherapeutic interventions and their realization. Dermatology. 203(1):27-31.
[34] Frommer J, Hoffmann T, Hartkamp N, Tress W, Franke GH. (2004) [Symptoms and personality traits of East and West German psychotherapy patients with anxiety and depressive disorders]. Psychother Psychosom Med Psychol. 54(5):206-213.
[35] Gelfand JM, Weinstein R, Porter SB, Neimann AL, Berlin JA, Margolis DJ. (2005) Prevalence and treatment of psoriasis in the United Kingdom: a population-based study. Arch Dermatol. 141(12):1537-1541.
[36] Gieler U, Harth W. (2008) [Psychodermatology]. Hautarzt. 59(4):287-288.
[37] Ginsburg IH, Prystowsky JH, Kornfeld DS, Wolland H. (1993) Role of emotional factors in adults with atopic dermatitis. Int J Dermatol. 32(9):656-660.
[38] Glaser R, Kiecolt-Glaser JK. (2005) Stress-induced immune dysfunction: implications for health. Nat Rev Immunol, 5(3):243-251.
[39] Gollnick H, Bonnekoh B. *Psoriasis - Pathogenese, Klinik und Therapie*. 1. Aufl. UNI-MED SCIENCE, Bremen, 2001:S.331 - 336.
[40] Gupta MA, Gupta AK. (1998) Depression and suicidal ideation in dermatology patients with acne, alopecia areata, atopic dermatitis and psoriasis. Br J Dermatol. 139(5):846-850.
[41] Gupta MA, Gupta AK, Watteel GN. (1996) Early onset (< 40 years age) psoriasis is comorbid with greater psychopathology than late onset psoriasis: a study of 137 patients. Acta Derm Venereol. 76(6):464-466.
[42] Gupta MA, Gupta AK, Watteel GN. (1998) Perceived deprivation of social touch in psoriasis is associated with greater psychologic morbidity: an index of the stigma experience in dermatologic disorders. Cutis. 61(6):339-342.
[43] Halioua B, Beumont MG, Lunel F. (2000) Quality of life in dermatology. Int J Dermatol. 39(11):801-806.
[44] Harlow D, Poyner T, Finlay AY, Dykes PJ. (2000) Impaired quality of life of adults with skin disease in primary care. Br J Dermatol. 143(5):979-982.
[45] Hashiro M, Okumura M. (1997) Anxiety, depression and psychosomatic symptoms in patients with atopic dermatitis: comparison with normal controls and among groups of different degrees of severity. J Dermatol Sci. 14(1):63-67.
[46] Hashiro M, Okumura M. (1994) Anxiety, depression, psychosomatic symptoms and autonomic nervous function in patients with chronic urticaria. J Dermatol Sci. 8(2):129-135.

[47] Hermann-Kunz E. (1999) [Incidence of allergic diseases in East and West Germany]. Gesundheitswesen. 61 Spec No:S100-105.
[48] Howitz J, Brodthagen H, Schwartz M, Thomsen K. (1977) Prevalence of vitiligo. Epidemiological survey on the Isle of Bornholm, Denmark. Arch Dermatol. 113(1):47-52.
[49] Hughes JE, Barraclough BM, Hamblin LG, White JE. (1983) Psychiatric symptoms in dermatology patients. Br J Psychiatry. 143:51-54.
[50] Jacobi F, Wittchen HU, Holting C, Hofler M, Pfister H, Muller N, Lieb R. (2004) Prevalence, co-morbidity and correlates of mental disorders in the general population: results from the German Health Interview and Examination Survey (GHS). Psychol Med. 34(4):597-611.
[51] Jayaprakasam A, Darvay A, Osborne G, McGibbon D. (2002) Comparison of assessments of severity and quality of life in cutaneous disease. Clin Exp Dermatol. 27(4):306-308.
[52] Johannes Ring AvZ. Neurodermitis: Ursachen und Therapie. C.H.Beck. 2000.
[53] Johansen C, Schapiro IR, Nielsen LF, Jorgensen T, Boesen EH. (2002) Psychic vulnerability and the associated risk for cancer. Cancer. 94(12):3299-3306.
[54] Jowett S, Ryan T. (1985) Skin disease and handicap: an analysis of the impact of skin conditions. Soc Sci Med. 20(4):425-429.
[55] Kemeny ME, Schedlowski M. (2007) Understanding the interaction between psychosocial stress and immune-related diseases: a stepwise progression. Brain Behav Immun. 21(8):1009-1018.
[56] Kent G, Al'Abadie M. (1996) Psychologic effects of vitiligo: a critical incident analysis. J Am Acad Dermatol. 35(6):895-898.
[57] Kent G, Keohane S. (2001) Social anxiety and disfigurement: the moderating effects of fear of negative evaluation and past experience. Br J Clin Psychol. 40(Pt 1):23-34.
[58] Kessler RC, McGonagle KA, Zhao S, Nelson CB, Hughes M, Eshleman S, Wittchen HU, Kendler KS. (1994) Lifetime and 12-month prevalence of DSM-III-R psychiatric disorders in the United States. Results from the National Comorbidity Survey. Arch Gen Psychiatry. 51(1):8-19.
[59] Konzag TA, Kruse J, Fikentscher E, Bandemer-Greulich U, Schmitz N, Tress W. (1999) [Symptomatics and life events by German eastern and western psychotherapy patients]. Z Psychosom Med Psychother. 45(2):157-169.
[60] Laughter D, Istvan JA, Tofte SJ, Hanifin JM. (2000) The prevalence of atopic dermatitis in Oregon schoolchildren. J Am Acad Dermatol. 43(4):649-655.
[61] Litz BT, Roemer L. (1996) Post-Traumatic Stress Disorder: An Overview. Clin Psychol Psychother. 3:153-168.
[62] Lyketsos GC, Stratigos J, Tawil G, Psaras M, Lyketsos CG. (1985) Hostile personality characteristics, dysthymic states and neurotic symptoms in urticaria, psoriasis and alopecia. Psychother Psychosom. 44(3):122-131.
[63] Mattoo SK, Handa S, Kaur I, Gupta N, Malhotra R. (2005) Psychiatric Morbidity in Psoriasis: Prevalence and Correlates in India. German J Psychiatry. 8:17-22.
[64] Mattoo SK, Handa S, Kaur I, Gupta N, Malhotra R. (2002) Psychiatric morbidity in vitiligo: prevalence and correlates in India. J Eur Acad Dermatol Venereol. 16(6):573-578.
[65] Mehta V, Malhotra SK. (2007) Psychiatric Evaluation of Psoriasis with Psoriasis Vulgaris and Chronic Urticaria. German J Psychiatry. 10:104-110.
[66] Mercan S, Kivanc Altunay I. (2006) [Psychodermatology: a collaboration between psychiatry and dermatology]. Turk Psikiyatri Derg. 17(4):305-313.
[67] Mrowietz U, Elder JT, Barker J. (2006) The importance of disease associations and concomitant therapy for the long-term management of psoriasis patients. Arch Dermatol Res. 298(7):309-319.
[68] Nakano Y. (2004) Stress-induced modulation of skin immune function: two types of antigen-presenting cells in the epidermis are differentially regulated by chronic stress. Br J Dermatol. 151(1):50-64.
[69] Niemeier V, Fritz J, Kupfer J, Gieler U. (1999) Aggressive verbal behaviour as a function of experimentally induced anger in persons with psoriasis. Eur J Dermatol. 9(7):555-558.
[70] Niemeier V, Harth W, Kupfer J, Mayer K, Linse R, Schill WB, Gieler U. (2002) [Prevalence of psychosomatic disorders in dermatologic patients. Experiences in 2 dermatology clinics with a liaison therapy model]. Hautarzt. 53(7):471-477.

[71] Nizami RM, Baboo MT. (1974) Office management of patients with urticaria: an analysis of 215 patients. Ann Allergy. 33(2):78-85.
[72] O'Sullivan RL, Lipper G, Lerner EA. (1998) The neuro-immuno-cutaneous-endocrine network: relationship of mind and skin. Arch Dermatol. 134(11):1431-1435.
[73] Ongenae K, Beelaert L, van Geel N, Naeyaert JM. (2006) Psychosocial effects of vitiligo. J Eur Acad Dermatol Venereol. 20(1):1-8.
[74] Organization WH. ICD-10 : International Statistical Classification of Diseases and Related Health Problems 10th revision, 2nd ed. . World Health Organization. Geneva. 2004.
[75] Özkan M, Oflaz SB, Kocaman N, Ozseker F, Gelincik A, Buyukozturk S, Ozkan S, Colakoglu B. (2007) Psychiatric morbidity and quality of life in patients with chronic idiopathic urticaria. Ann Allergy Asthma Immunol. 99(1):29-33.
[76] Pacan P, Szepietowski JC, Kiejna A. (2003) Stressful Life Events and Depression in Patientes Suffering from Psoriasis Vulgaris. Dermatol Psychosom. 4:142-145.
[77] Paul E, Greilich KD. (1991) [Epidemiology of urticaria diseases]. Hautarzt. 42(6):366-375.
[78] Pavlovic S, Daniltchenko M, Tobin DJ, Hagen E, Hunt SP, Klapp BF, Arck PC, Peters EM. (2008) Further exploring the brain-skin connection: stress worsens dermatitis via substance P-dependent neurogenic inflammation in mice. J Invest Dermatol. 128(2):434-446.
[79] Perkonigg A, Kessler RC, Storz S, Wittchen HU. (2000) Traumatic events and post-traumatic stress disorder in the community: prevalence, risk factors and comorbidity. Acta Psychiatr Scand. 101(1):46-59.
[80] Picardi A, Abeni D. (2001) Stressful life events and skin diseases: disentangling evidence from myth. Psychother Psychosom. 70(3):118-136.
[81] Picardi A, Abeni D, Melchi CF, Puddu P, Pasquini P. (2000) Psychiatric morbidity in dermatological outpatients: an issue to be recognized. Br J Dermatol. 143(5):983-991.
[82] Picardi A, Pasquini P, Abeni D, Fassone G, Mazzotti E, Fava GA. (2005) Psychosomatic assessment of skin diseases in clinical practice. Psychother Psychosom. 74(5):315-322.
[83] Poot F, Sampogna F, Onnis L. (2007) Basic knowledge in psychodermatology. J Eur Acad Dermatol Venereol. 21(2):227-234.
[84] Popay J, Bartley M, Owen C. (1993) Gender inequalities in health: social position, affective disorders and minor physical morbidity. Soc Sci Med. 36(1):21-32.
[85] Porter J, Beuf AH, Nordlund JJ, Lerner AB. (1979) Psychological reaction to chronic skin disorders: a study of patients with vitiligo. Gen Hosp Psychiatry. 1(1):73-77.
[86] Porter JR, Beuf AH, Lerner A, Nordlund J. (1986) Psychosocial effect of vitiligo: a comparison of vitiligo patients with "normal" control subjects, with psoriasis patients, and with patients with other pigmentary disorders. J Am Acad Dermatol. 15(2 Pt 1):220-224.
[87] Radtke MA, Schafer I, Gajur A, Langenbruch A, Augustin M. (2009) Willingness-to-pay and quality of life in patients with vitiligo. Br J Dermatol. 161(1):134-139.
[88] Rashid MHA, Mulllck MSI, Joigirdar MOH, Ali R, Nirola DK, Salam MA, Ahsan MS. (2011) Psychiatric Morbidity in Psoriasis and Vitiligo in Two Tertiary Hospitals in Bangladesh. BSMMU J. 4(2):88-93.
[89] Ricci G, Patrizi A, Baldi E, Menna G, Tabanelli M, Masi M. (2006) Long-term follow-up of atopic dermatitis: retrospective analysis of related risk factors and association with concomitant allergic diseases. J Am Acad Dermatol. 55(5):765-771.
[90] Richards HL, Fortune DG, Griffiths CE, Main CJ. (2001) The contribution of perceptions of stigmatisation to disability in patients with psoriasis. J Psychosom Res. 50(1):11-15.
[91] Salzer BA, Schallreuter KU. (1995) Investigation of the personality structure in patients with vitiligo and a possible association with impaired catecholamine metabolism. Dermatology. 190(2):109-115.
[92] Sampogna F, Chren MM, Melchi CF, Pasquini P, Tabolli S, Abeni D. (2006) Age, gender, quality of life and psychological distress in patients hospitalized with psoriasis. Br J Dermatol. 154(2):325-331.
[93] Saraceno R, Kleyn CE, Terenghi G, Griffiths CE. (2006) The role of neuropeptides in psoriasis. Br J Dermatol. 155(5):876-882.
[94] Schäfer T, Kramer U, Vieluf D, Abeck D, Behrendt H, Ring J. (2000) The excess of atopic eczema in East Germany is related to the intrinsic type. Br J Dermatol. 143(5):992-998.

[95] Schafer T, Ring J. (1997) Epidemiology of allergic diseases. Allergy. 52(38 Suppl):14-22; discussion 35-16.
[96] Schaller CM, Alberti L, Pott G, Ruzicka T, Tress W. (1998) [Psychosomatic disorders in dermatology--incidence and need for added psychosomatic treatment]. Hautarzt. 49(4):276-279.
[97] Schmid-Ott G, Kunsebeck HW, Jager B, Sittig U, Hofste N, Ott R, Malewski P, Lamprecht F. (2005) Significance of the stigmatization experience of psoriasis patients: A 1-year follow-up of the illness and its psychosocial consequences in men and women. Acta Derm-Venereol. 85(1):27-32.
[98] Schmitt J, Ford DE. (2010) Psoriasis is independently associated with psychiatric morbidity and adverse cardiovascular risk factors, but not with cardiovascular events in a population-based sample. J Eur Acad Dermatol Venereol. 24(8):885-892.
[99] Schneider DJ. (1973) Implicit Personality Theory - Review. Psychological Bulletin. 79(5):294-309.
[100] Schneider G, Hockmann J, Stander S, Luger TA, Heuft G. (2006) Psychological factors in prurigo nodularis in comparison with psoriasis vulgaris: results of a case-control study. Br J Dermatol. 154(1):61-66.
[101] Schommer NC, Hellhammer DH, Kirschbaum C. (2003) Dissociation between reactivity of the hypothalamus-pituitary-adrenal axis and the sympathetic-adrenal-medullary system to repeated psychosocial stress. Psychosom Med. 65(3):450-460.
[102] Schultz Larsen F, Diepgen T, Svensson A. (1996) The occurrence of atopic dermatitis in north Europe: an international questionnaire study. J Am Acad Dermatol. 34(5 Pt 1):760-764.
[103] Schwarz R. (2004) Die „Krebspersönlichkeit" - Mythen und Forschungsresultate. psychoneuro. 30(04):201 - 209.
[104] Sharma N, Koranne RV, Singh RK. (2001) Psychiatric morbidity in psoriasis and vitiligo: a comparative study. J Dermatol. 28(8):419-423.
[105] Sheehan-Dare RA, Henderson MJ, Cotterill JA. (1990) Anxiety and depression in patients with chronic urticaria and generalized pruritus. Br J Dermatol. 123(6):769-774.
[106] Singh LK, Pang X, Alexacos N, Letourneau R, Theoharides TC. (1999) Acute immobilization stress triggers skin mast cell degranulation via corticotropin releasing hormone, neurotensin, and substance P: A link to neurogenic skin disorders. Brain Behav Immun. 13(3):225-239.
[107] Stratman EJ. (2010) Overscreening and underscreening for melanoma: comment on "the influence of age and sex on reasons for seeking and expected benefits of skin cancer screening". Arch Dermatol. 146(10):1102.
[108] Trepka MJ, Heinrich J, Wichmann HE. (1996) The epidemiology of atopic diseases in Germany: an east-west comparison. Rev Environ Health. 11(3):119-131.
[109] Tress W, Wöller W, Hartkamp N, Langenbach M, Ott J. *Persönlichkeitsstörungen: Leitlinie und Quellentext*. 1. Aufl. Schattauer, Stuttgart, 2002:S.4.
[110] Turnbull AV, Rivier C. (1997) Corticotropin-releasing factor (CRF) and endocrine responses to stress: CRF receptors, binding protein, and related peptides. Proc Soc Exp Biol Med. 215(1):1-10.
[111] Ullman KC, Moore RW, Reidy M. (1977) Atopic eczema: a clinical psychiatric study. J Asthma Res. 14(2):91-99.
[112] Vardy D, Besser A, Amir M, Gesthalter B, Biton A, Buskila D. (2002) Experiences of stigmatization play a role in mediating the impact of disease severity on quality of life in psoriasis patients. Br J Dermatol. 147(4):736-742.
[113] Vogel PG. (1976) [Psychosomatic aspects of psoriasis]. Z Psychosom Med Psychoanal. 22(2):177-189.
[114] Weissman MM, Leaf PJ, Tischler GL, Blazer DG, Karno M, Bruce ML, Florio LP. (1988) Affective disorders in five United States communities. Psychol Med. 18(1):141-153.
[115] Wessely SC, Lewis GH. (1989) The classification of psychiatric morbidity in attenders at a dermatology clinic. Br J Psychiatry. 155:686-691.
[116] White A, Horne DJ, Varigos GA. (1990) Psychological profile of the atopic eczema patient. Australas J Dermatol. 31(1):13-16.

[117] Windemuth D, Stucker M, Altmeyer P. (2000) [Implicit personality theories in dermatology. An empirical study on the image that physicians have of patients of diverse dermatologic diagnosis groups]. Hautarzt. 51(3):176-181.

[118] Windemuth D, Stucker M, Hoffmann K, Altmeyer P. (1999) [Prevalence of psychological symptoms in dermatologic patients of an acute clinic]. Hautarzt. 50(5):338-343.

[119] Wittchen HU, Hoyer J. *Klinische Psychologie und Psychotherapie.* 1. Aufl. Springer, Heidelberg, 2006:S.930.

[120] Wittkowski A, Richards HL, Griffiths CE, Main CJ. (2004) The impact of psychological and clinical factors on quality of life in individuals with atopic dermatitis. J Psychosom Res. 57(2):195-200.

[121] Wolff K, Johnson RA. *Fritzpatricks's Color Atlas & Synopsis of Clinical Dermatology.* 6. Aufl. The McGraw-Hill Companies, 2009:p.34.

[122] Wolff K, Johnson RA. *Fritzpatricks's Color Atlas & Synopsis of Clinical Dermatology.* 6. Aufl. The McGraw-Hill Companies, 2009:p.335.

[123] Wolff K, Johnson RA. *Fritzpatricks's Color Atlas & Synopsis of Clinical Dermatology.* 6. Aufl. The McGraw-Hill Companies, 2009:p.358.

[124] Wolff K, Johnson RA. *Fritzpatricks's Color Atlas & Synopsis of Clinical Dermatology.* 6. Aufl. The McGraw-Hill Companies, 2009:p.53.

[125] Woodruff PW, Higgins EM, du Vivier AW, Wessely S. (1997) Psychiatric illness in patients referred to a dermatology-psychiatry clinic. Gen Hosp Psychiatry. 19(1):29-35.

[126] Zachariae R, Zachariae C, Ibsen HH, Mortensen JT, Wulf HC. (2004) Psychological symptoms and quality of life of dermatology outpatients and hospitalized dermatology patients. Acta Derm Venereol. 84(3):205-212.

7 Abkürzungsverzeichnis

ACTH	Adrenocorticotropic hormone
Atop.Derm.	Atopische Dermatitis
BAI	Beck Anxiety Inventroy
BDI	Beck Depression Inventroy
BSI	Brief Symptom Inventory
CI	Konfidenzintervall
CIDI	Composite International Interview
CIH	Chronisch-inflammatorische Hauterkrankungen
CIS	Clinical Interview Schedule
CMI	Cornell Medical Index
CRH	Corticotropin-releasing hormone
CRSD	Carroll Rating Scale for Depression
DCPR	Diagnostic Criteria for Psychosomatic Research
DSM-III-R	Diagnostic and Statical Manual of Mental Disorders-III Revision
DSM-IV	Diagnostic and Statistical Manual of Mental Disorders IV
EAACI	Europäische Akademie für Allergologie und klinische Immunologie
etc.	et cetera
evtl.	eventuell
F30-39	Affective Störungen
F40	Phobische Störungen
F43	Reaktionen auf schwere Belastung und Anpassungsstörungen
F60	Spezifische Persönlichkeitsstörungen
FSF	Fachkrankenhaus Schloss Friedensburg
GHQ-12	General Health Questionnaire-12
HADS	Hospital Anxiety and Depression Scale
ICD-10	International Classification of Diseases
IgE	Immunglobulin E
MAS	Manifest Anxiety Scale
MHF	Marburger Hautfragebogen
MINI	Mini International Psychiatric Interview
MMPI	Minnesota Multiphasic Personality Inventory
n	Fallzahl(en)
NICE Modell	Neuro-Immuno-Cutaneous-Endocrine Modell
NOx	Stickstoffoxide
OR	Odds Ratio
PAS	Psychiatric Assessment Schedule
PASW	Predictive Analytics Software
PS	Psychische Störungen
PSDI	Personality Styles and Disorders Inventory
p-Wert	Signifikanzwert
S.	Seite
SCID-I	Structured Clinical Interview for DSM-IV Axis I Disorders
SCL-90R	Symptom-Checkliste von Derogatis
SD	Standardabweichung
SDS	Self Rating Depression Scale
STAI	Spielberger State-Anxiety Inventory
vgl.	Vergleiche

8 Anhang

Fachkrankenhaus
Schloß Friedensburg
Schloßstraße 25
07338 Leutenberg

Dokumentationsblatt - Vertiefte Exploration
(nicht für die Patienten bestimmt)

Name, Vorname:					Geburtsdatum:

Aufnahmedatum:

Wohnort:

Zuständige(r) / vorstellende(r) Arzt / Ärztin:

Angaben des / der Arztes / Ärztin zur Patientin / zum Patienten

- Vorgeschichte:

- relevante Befunde:

- Diagnose(n):

- Vorstellungsgrund und Fragestellung:

Datum					Unterschrift

Abbildung 20: Dokumentationsblatt 1, Vertiefte Exploration

Ergebnis der Exploration:

Angaben des / der Patienten / Patientin:
- Anamnese:

Sonstiges:

Psychischer Befund:

Skripthinweise /z. B. Spiele, Maschen, Endauszahlung):

Verdachtsdiagnose:

Empfehlungen für das weitere Vorgehen.

E. W. Jecht   G. Hennig

Abbildung 21: Dokumentationsblatt 2, Ergebnis der Exploration

Tabelle 16: Deskriptive Statistik für Psoriasis

In folgender Tabelle sind statistische Kennwerte der Altersverteilung für Patienten mit Psoriasis aufgelistet.

			Statistik	Standardfehler
Alter	Mittelwert		45.06	1.113
	95% Konfidenzintervall	Obergrenze	42.86	
		Untergrenze	47.27	
	5% getrimmtes Mittel		44.89	
	Median		43.50	
	Varianz		156.028	
	Standardabweichung		12.491	
	Minimum		19	
	Maximum		78	
	Spannweite		59	
	Interquartilbereich		17	
	Schiefe		0.245	0.216
	Kurtosis		-0.458	0.428

Tabelle 17: Deskriptive Statistik für atopische Dermatitis

In folgender Tabelle sind statistische Kennwerte der Altersverteilung für Patienten mit atopischer Dermatitis aufgelistet.

			Statistik	Standardfehler
Alter	Mittelwert		36.00	0.652
	95% Konfidenzintervall	Obergrenze	34.72	
		Untergrenze	37.28	
	5% getrimmtes Mittel		35.34	
	Median		34.00	
	Varianz		167.688	
	Standardabweichung		12.949	
	Minimum		18	
	Maximum		75	
	Spannweite		57	
	Interquartilbereich		19	
	Schiefe		0.661	0.123
	Kurtosis		-0.312	0.245

Tabelle 18: Deskriptive Statistik für Vitiligo

In folgender Tabelle sind statistische Kennwerte der Altersverteilung für Patienten mit Vitiligo aufgelistet.

			Statistik	Standardfehler
Alter	Mittelwert		41.03	1.077
	95% Konfidenzintervall	Obergrenze	38.89	
		Untergrenze	43.16	
	5% getrimmtes Mittel		40.77	
	Median		39.00	
	Varianz		139.151	
	Standardabweichung		11.796	
	Minimum		18	
	Maximum		70	
	Spannweite		52	
	Interquartilbereich		17	
	Schiefe		0.412	0.221
	Kurtosis		-0.504	0.438

Tabelle 19: Deskriptive Statistik für Urtikaria

In folgender Tabelle sind statistische Kennwerte der Altersverteilung für Patienten mit Urtikaria aufgelistet.

			Statistik	Standardfehler
Alter	Mittelwert		46.79	1.186
	95% Konfidenzintervall	Obergrenze	44.43	
		Untergrenze	49.14	
	5% getrimmtes Mittel		46.98	
	Median		47.00	
	Varianz		125.124	
	Standardabweichung		11.186	
	Minimum		20	
	Maximum		69	
	Spannweite		49	
	Interquartilbereich		18	
	Schiefe		-0.130	0.255
	Kurtosis		-0.510	0.506

Tabelle 20: Deskriptive Statistik für Patienten mit affektiven Störungen (F30-39)

In folgender Tabelle sind statistische Kennwerte der Altersverteilung für Patienten mit affektiven Störungen aufgelistet.

			Statistik	Standardfehler
Alter	Mittelwert		41.79	0.911
	95% Konfidenzintervall	Obergrenze	39.99	
		Untergrenze	43.58	
	5% getrimmtes Mittel		41.73	
	Median		41.00	
	Varianz		163.536	
	Standardabweichung		12.788	
	Minimum		18	
	Maximum		70	
	Spannweite		52	
	Interquartilbereich		20	
	Schiefe		0.058	0.173
	Kurtosis		-0.920	0.345

Tabelle 21: Deskriptive Statistik für Patienten mit phobischen Störungen (F40)

In folgender Tabelle sind statistische Kennwerte der Altersverteilung für Patienten mit phobischen Störungen aufgelistet.

			Statistik	Standardfehler
Alter	Mittelwert		36.89	0.830
	95% Konfidenzintervall	Obergrenze	35.25	
		Untergrenze	38.52	
	5% getrimmtes Mittel		36.49	
	Median		35.50	
	Varianz		140.633	
	Standardabweichung		11.859	
	Minimum		18	
	Maximum		69	
	Spannweite		51	
	Interquartilbereich		19	
	Schiefe		0.428	0.170
	Kurtosis		-0.557	0.339

Tabelle 22: Deskriptive Statistik für Patienten mit Reaktionen auf schwere Belastung und Anpassungsstörungen (F43)

In folgender Tabelle sind statistische Kennwerte der Altersverteilung für Patienten mit Reaktionen auf schwere Belastung und Anpassungsstörungen aufgelistet.

			Statistik	Standardfehler
Alter	Mittelwert		41.85	1.119
	95% Konfidenzintervall	Obergrenze	39.64	
		Untergrenze	44.06	
	5% getrimmtes Mittel		41.51	
	Median		41.00	
	Varianz		202.765	
	Standardabweichung		14.240	
	Minimum		18	
	Maximum		78	
	Spannweite		60	
	Interquartilbereich		19	
	Schiefe		0.323	0.191
	Kurtosis		-0.628	0.379

Tabelle 23: Deskriptive Statistik für Patienten mit spezifischen Persönlichkeitsstörungen (F60)

In folgender Tabelle sind statistische Kennwerte der Altersverteilung für Patienten mit spezifischen Persönlichkeitsstörungen aufgelistet.

			Statistik	Standardfehler
Alter	Mittelwert		40.10	2.144
	95% Konfidenzintervall	Obergrenze	35.79	
		Untergrenze	44.41	
	5% getrimmtes Mittel		39.78	
	Median		36.00	
	Varianz		225.135	
	Standardabweichung		15.005	
	Minimum		18	
	Maximum		69	
	Spannweite		51	
	Interquartilbereich		25	
	Schiefe		0.347	0.340
	Kurtosis		-1.093	0.668

Tabelle 24: Deskriptive Statistik für Patienten ohne PS

In folgender Tabelle sind statistische Kennwerte der Altersverteilung für Patienten ohne PS aufgelistet.

			Statistik	Standardfehler
Alter	Mittelwert		38.01	1.180
	95% Konfidenzintervall	Obergrenze	35.67	
		Untergrenze	40.35	
	5% getrimmtes Mittel		37.46	
	Median		38.00	
	Varianz		164.367	
	Standardabweichung		12.821	
	Minimum		18	
	Maximum		74	
	Spannweite		56	
	Interquartilbereich		17	
	Schiefe		0.595	0.223
	Kurtosis		-0.151	0.442

9 Danksagung

An erster Stelle möchte ich meinem Doktorvater PD Dr. med. E. W. Jecht für dessen Unterstützung und Betreuung danken, die mir diese Arbeit erst ermöglichte. Ebenso möchte ich mich bei Prof. Dr. med. univ. G. Schuler, ärztlicher Direktor des universitären Hautklinikums Erlangen und Prof. Dr. med. V. Mahler bedanken, die mir dir Möglichkeit gaben, meine Dissertation an der Hautklinik Erlangen zu erstellen.

Mein besonderer Dank gilt auch Prof. Dr. med. W. Uter für seine Unterstützung in statistischen Fragen.

Für die gute Betreuung und freundliche Aufnahme im Fachkrankenhaus für Dermatologie Schloss Friedensburg möchte ich mich ausdrücklich bei Dr. med. R. Shimshoni und Frau S. Herold bedanken.

Vor allem möchte ich mich bei meinen Eltern Johanna und Dr. med. Günter Rechenauer für deren grenzenlose und unermüdliche Unterstützung in allen Lebenslagen bedanken, die mir das Medizinstudium und diese Dissertation erst ermöglichten. Ebenso will ich mich bei meiner Freundin Eleana Acosta del Carpio für ihre stetige emotionale und liebende Unterstützung auf dem Weg zur Promotion bedanken. Genauso gilt mein Dank meiner Schwester Julia Rechenauer und meinen Freunden, die mir eine große Hilfe waren.

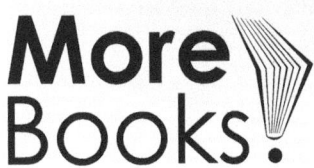

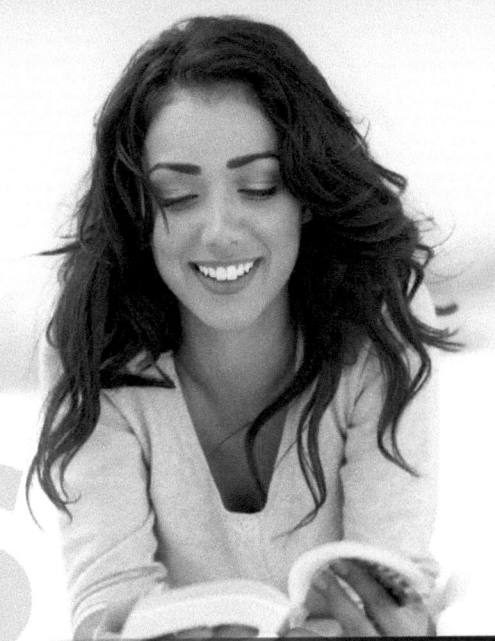

i want morebooks!

Buy your books fast and straightforward online - at one of world's fastest growing online book stores! Environmentally sound due to Print-on-Demand technologies.

Buy your books online at
www.get-morebooks.com

Kaufen Sie Ihre Bücher schnell und unkompliziert online – auf einer der am schnellsten wachsenden Buchhandelsplattformen weltweit! Dank Print-On-Demand umwelt- und ressourcenschonend produziert.

Bücher schneller online kaufen
www.morebooks.de

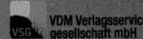
VDM Verlagsservicegesellschaft mbH
Heinrich-Böcking-Str. 6-8   Telefon: +49 681 3720 174   info@vdm-vsg.de
D - 66121 Saarbrücken   Telefax: +49 681 3720 1749   www.vdm-vsg.de

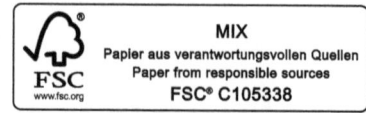

Printed by Books on Demand GmbH, Norderstedt / Germany